Niharika Sharma
Ashish Chandra

Preservar e prevenir a cárie na primeira infância.

Niharika Sharma
Ashish Chandra

Preservar e prevenir a cárie na primeira infância.

Durabilidade para se manter durante muito tempo.

ScienciaScripts

Imprint
Any brand names and product names mentioned in this book are subject to trademark, brand or patent protection and are trademarks or registered trademarks of their respective holders. The use of brand names, product names, common names, trade names, product descriptions etc. even without a particular marking in this work is in no way to be construed to mean that such names may be regarded as unrestricted in respect of trademark and brand protection legislation and could thus be used by anyone.

Cover image: www.ingimage.com

This book is a translation from the original published under ISBN 978-620-8-11748-1.

Publisher:
Sciencia Scripts
is a trademark of
Dodo Books Indian Ocean Ltd. and OmniScriptum S.R.L publishing group

120 High Road, East Finchley, London, N2 9ED, United Kingdom
Str. Armeneasca 28/1, office 1, Chisinau MD-2012, Republic of Moldova, Europe
Printed at: see last page
ISBN: 978-620-8-26772-8

ÍNDICE

INTRODUÇÃO

A cárie é a desmineralização ácida do esmalte ou da dentina induzida pela placa bacteriana. Com o tempo, a interação de microrganismos cariogénicos e hidratos de carbono fermentáveis pode induzir a desmineralização da estrutura dentária. A cárie dentária afecta seres humanos de todas as idades em todo o mundo e continua a ser o principal problema de saúde dentária entre as crianças em idade escolar a nível mundial. A cárie dentária é uma doença multifatorial que começa com alterações microbiológicas no biofilme complexo e é afetada pelo fluxo e composição salivares, pela exposição ao flúor, pelo consumo de açúcares alimentares e pelo comportamento preventivo.[1]

A infância e o início da adolescência são períodos cruciais para o desenvolvimento de uma dentição saudável. A cárie precoce da infância (CEC) é um importante problema de saúde pública, sendo a doença infecciosa crónica mais comum da infância, difícil de controlar.

A CCE é definida como a presença de uma ou mais superfícies dentárias cariadas, ausentes ou obturadas em qualquer dente decíduo de uma criança com 71 meses de idade ou menos. Tem várias caraterísticas únicas em termos de aparência clínica, tais como o rápido desenvolvimento da cárie, que afecta vários dentes logo após o seu aparecimento na cavidade oral. [2]

A cárie dentária em crianças em idade pré-escolar foi descrita pela primeira vez em 1911 como "Cárie de Edredão" e em 1962 como "Boca de Biberão". Ao longo dos anos, também foi referida como "Síndrome do Biberão", "Cárie do Biberão", "Cárie de Enfermagem" e "Cárie Dentária do Biberão". Estas referências à cárie dentária em crianças em idade pré-escolar pressupunham geralmente a causalidade de uma alimentação inadequada com biberão. O termo atual cárie precoce da infância (CPE) conota uma doença mais complexa, relacionada com o consumo frequente de açúcar num ambiente de bactérias aderentes ao esmalte que não está necessariamente relacionado com a alimentação por biberão.[3]

A cárie começa normalmente com os incisivos superiores primários, desenvolvendo inicialmente lesões de superfície lisa. À medida que a doença progride, a cárie aparece nas superfícies oclusais dos primeiros molares superiores primários, sendo os molares primários inferiores frequentemente afectados pela acumulação ou estagnação repetida de líquidos cariogénicos.

Outras superfícies dentárias primárias podem deteriorar-se, dependendo da duração e da frequência de um hábito alimentar nocivo, enquanto os incisivos mandibulares geralmente não são afectados devido à proteção da língua e à lavagem pela saliva das glândulas salivares mandibulares.[4] A CCE é conhecida por ser uma doença multifatorial. Alimentos e bebidas açucarados podem levar a um estado disbiótico da composição microbiana, causando cáries. Como a CCE é também conhecida como "cárie do biberão", as práticas de alimentação são consideradas como o principal fator de risco para o desenvolvimento da CCE.

As crianças que dormem com biberões cheios de chá ou leite açucarado contendo vários açúcares cariogénicos correm um risco elevado de desenvolver CCE. Como consequência do consumo de bebidas durante a noite, sem eliminação dos açúcares, as bactérias orais produzem rapidamente ácido lático, desmineralizando o esmalte.

Hoje em dia, não só os biberões, mas também vários outros sumos açucarados consumidos ao longo do dia ou mesmo à noite, aumentam o risco de desenvolver cáries. A cárie dentária é uma doença que afecta tanto as famílias de baixo nível socioeconómico como as de alto nível socioeconómico. No entanto, o desemprego e os antecedentes migratórios podem ser encontrados como factores de risco para as disparidades espaciais no CCE. Outros factores importantes que aumentam o risco de desenvolver CCE são a escovagem irregular dos dentes (remoção mecânica da placa bacteriana) e a escovagem dos dentes sem supervisão de quaisquer prestadores de cuidados.[5] A AAPD considera a CCE como a presença de qualquer superfície dentária decídua cariada (cavitada ou não cavitada), ausente (devido a cárie) ou obturada, em crianças com menos de seis anos. Com base nesta definição, foi adoptada a expressão CCE severa (CCE-S) em vez de cárie galopante, na presença de pelo menos um dos seguintes critérios:

a) qualquer sinal de cárie numa superfície lisa em crianças com menos de três anos

b) qualquer superfície lisa de um dente decíduo antero-posterior que esteja cariado, ausente (devido a cárie) ou obturado, em crianças entre os três e os cinco anos de idade;

c) índice de dentes cariados, perdidos e obturados (CPOD) igual ou superior a 4 aos 3 anos, 5 aos 4 anos e 6 aos 5 anos.[6]

A promoção da saúde oral e os cuidados dentários preventivos são conceitos fundamentais da medicina dentária pediátrica. O conhecimento sobre a cárie precoce da infância e a sua prevenção pode proporcionar à geração futura uma introdução agradável e não ameaçadora à medicina dentária. A dissertação da biblioteca é uma tentativa de fornecer vários pormenores sobre a cárie precoce da infância, as suas causas, caraterísticas clínicas, prevenção e tratamento.

REVISÃO DA LITERATURA

Francisco J. Ramos-Gomez et al. (2002)[7] efectuaram o estudo da experiência de cárie. Os objectivos do estudo foram caraterizar e comparar factores demográficos, comportamentais e ambientais potencialmente associados à cárie dentária e caraterizar marcadores bacterianos e químicos cariogénicos na saliva, especificamente níveis de estreptococos mutans (MS), lactobacilos (LB), cálcio, fosfato e flúor, que estão potencialmente associados, positiva ou negativamente, à CCE. A abordagem foi deliberadamente multifatorial, a fim de desenvolver um modelo abrangente de avaliação do risco de CCE em crianças economicamente desfavorecidas.

Valeria CC Marinho et al. (2004)[8] realizaram um estudo para comparar a eficácia de uma forma de intervenção tópica de flúor com outra quando utilizada para a prevenção da cárie dentária em crianças e concluíram que as pastas dentífricas com flúor, em comparação com os colutórios ou géis, parecem ter um grau de eficácia semelhante na prevenção da cárie dentária em crianças.

Nilza M. E. Ribeiro et al. (2004)[6] realizaram o estudo para encontrar evidências científicas que pudessem comprovar ou refutar a hipótese de que o aleitamento materno noturno e sob livre demanda estão associados à cárie em lactentes e pré-escolares e concluíram que não há evidências científicas que comprovem que o leite humano possa estar associado ao desenvolvimento de cárie.

Y. Li et al. (2006)[9] efectuaram o estudo Genetic Profiling of the Oral Microbiota Associated with Severe Early-Childhood Caries e concluíram que existem diferenças suficientes nos perfis DGGE para distinguir a microbiota das crianças com S-ECC da microbiota das suas congéneres com FC.

J.A. Weintraub et al. (2006)[10] efectuaram um estudo para determinar a eficácia do verniz de flúor adicionado ao aconselhamento dos prestadores de cuidados para prevenir as cáries na primeira infância e concluíram que o verniz de flúor adicionado ao aconselhamento dos prestadores de cuidados é eficaz na redução da incidência de cáries na primeira infância.

Sobia Zafar et al. (2009)[1] realizaram um estudo de base clínica sobre Cárie Precoce da Infância; etiologia, factores de risco; considerações clínicas; consequências; gestão e concluíram que a CCE é evitável e gerível com a informação e as competências corretas. É necessária uma cooperação mais estreita entre profissionais de saúde, higienistas dentários e dentistas pediátricos. A distribuição de literatura sobre cuidados de saúde preventivos, o encaminhamento precoce e o tratamento imediato das crianças com sinais de cárie podem ajudar a melhorar a saúde oral e dentária das crianças.

C.llena puy et al. (2010)[11] realizaram um estudo para analisar o consumo de alimentos cariogénicos numa população de crianças entre os 6 e os 10 anos de idade e concluíram que a elevada ingestão de alimentos com potencial cariogénico, em particular alimentos processados com adição de açúcar e alimentos com amido semi-hidrolisado consumidos entre as refeições.

Rafi Ahmad Togoo et al. (2011)[12] analisaram **sistematicamente** a associação da Cárie Precoce da Infância com a Causa, o Diagnóstico e a Gestão e, com base num estudo baseado num questionário, concluíram que os factores etiológicos e o processo da CCE e que existe um protocolo preventivo e curativo definido disponível para ajudar o dentista e os pais a prevenir e controlar a EEC.

Aneta Munteanu et al. (2011)[13] realizaram um estudo para comparar diferentes amostras de crianças, duas amostras de clínicas dentárias e uma da população em geral, e concluíram que, embora a S-ECC seja mais prevalente em crianças encaminhadas para clínicas públicas ou privadas, a gravidade da experiência de cárie é a mesma em todas as amostras, além de não existirem diferenças entre os sexos no que respeita ao índice de prevalência e aos índices de experiência de cárie.

J.R. Shaffer et al. (2012)[14] investigaram o papel da genética em duas classes de superfícies dentárias, superfícies de fossas e fissuras (PFS) e superfícies lisas (SMS), em mais de 2600 indivíduos de 740 famílias. Os participantes foram examinados quanto à evidência de cárie dentária ao nível da superfície, e as pontuações de cárie para dentes permanentes e/ou primários foram geradas separadamente para PFS e SMS e os resultados concluíram que os factores genéticos podem exercer efeitos diferenciais no risco de cárie em PFS versus SMS na dentição primária.

Nahed A A Abu Hamila et al. (2013)[15] realizaram um estudo sobre a cárie na primeira infância e determinados factores de risco numa amostra de crianças com idades compreendidas entre 1 e 3,5 anos em Tanta e o estudo global indicou que a educação e a atitude das mães em relação à manutenção da higiene oral dos seus filhos é um fator determinante muito importante da cárie na primeira infância e apoiou a implementação de estratégias de promoção da saúde dirigidas a mães recentes e grávidas. Deve ser dada atenção imediata à formação das mães em matéria de práticas de higiene oral.

Patrícia Corrêa-Faria et al. (2013)[16] realizaram o estudo sobre os fatores associados ao desenvolvimento da cárie precoce da infância entre pré-escolares brasileiros e concluíram que a prevalência de CCE foi alta e esteve associada tanto à má higiene bucal quanto à menor Renda Mensal Familiar.

Grace Felix Gomez et al. (2013)[17] analisaram a literatura sobre os factores de risco e as disparidades que contribuem para a cárie precoce da infância (CPE), que é um importante problema de saúde entre os pré-escolares nos Estados Unidos da América, e concluíram que a necessidade de futuros programas de intervenção centrados na secção carenciada e desfavorecida da população para prevenir a CPE.

Clemencia M. Vargas et al. (2014)[18] realizaram o estudo para avaliar a relação entre o consumo de suco de fruta 100% e cárie entre crianças pré-escolares dos EUA, ajustando para caraterísticas sociodemográficas.

OO Olatosi et al. (2014)[19] realizaram um estudo para determinar a prevalência da cárie precoce da infância (CPE) e a sua associação com a alimentação infantil e os comportamentos relacionados com a saúde oral entre crianças em idade pré-escolar, com idades compreendidas entre os 6 e os 71 meses, em Lagos, e concluíram que a cárie precoce da infância é uma doença multifatorial em que a duração prolongada da amamentação, a alimentação nocturna com biberão e a utilização de métodos de limpeza que não a pasta de dentes fluoretada são factores de risco para a CPE.

Paddy Fleming et al. (2015)[20] analisaram a literatura sobre o calendário para a prevenção oral na infância e chegaram à conclusão de que a escovagem dos dentes duas vezes por dia, utilizando pasta dentífrica que contém flúor na gama de 1000-1500 ppm F, é uma medida preventiva muito importante, sendo importante utilizar uma quantidade mínima de pasta dentífrica, garantir que não é engolida, ter a supervisão dos pais ou de um adulto durante a escovagem dos dentes e evitar enxaguar com água após a escovagem com pasta dentífrica. Assim, a aplicação profissional de verniz fluoretado tópico duas vezes por ano é uma medida preventiva comprovada contra a cárie.

Aasim Farooq Shah et al. (2015)[21] realizaram um estudo com o objetivo de avaliar a prevalência de CEC entre crianças em idade pré-escolar de baixo estatuto socioeconómico na cidade de Srinagar e chegaram à conclusão de que os Anganwadis são geridos pelo Governo do Estado, uma parceria público-privada entre o governo, faculdades de medicina dentária privadas e organizações não governamentais (ONG) seria útil para prestar cuidados de saúde oral a estas crianças e que existe uma necessidade urgente de implementar programas de saúde oral preventivos e curativos para as crianças.

George P. Barnes et al. (2016)[22] realizaram o estudo e o objetivo deste estudo era determinar e comparar a prevalência de BBTD e as taxas de cárie entre quatro grupos étnicos de crianças Head Start e fazer estas comparações entre alunos rurais e não rurais. Assim, concluíram que a prevalência de superfícies cariadas e preenchidas (df) da dentição primária era significativamente maior para todos os grupos rurais do que para os não rurais.

Abdulfatah Alazmah et al. (2017)[23] analisaram a literatura sobre a cárie na primeira infância (CCI) e a sua etiologia, prevalência, factores de risco, gestão e estratégias preventivas e concluíram que os dentistas devem concentrar-se na utilização das técnicas existentes para distinguir as indicações de cárie pontual e propulsora e dar orientações sobre a melhor forma de combater e controlar a cárie nas crianças. As abordagens devem ser direcionadas para estratégias preventivas de controlo das cáries nas crianças.

Sukumaran Anil et al. (2017)[2] analisaram a literatura sobre a prevalência, os factores de risco e a prevenção da cárie na primeira infância e concluíram que a CCE é uma doença crónica e infecciosa que afecta crianças pequenas e constitui um grave problema de saúde pública. É uma das doenças evitáveis mais comuns e está a aumentar em todo o mundo.

Robin Wendell Evans et al. (2017)[24] realizaram um estudo e o objetivo do estudo é propor um protocolo para o diagnóstico de CCE que diferencie as lesões em estádios precoces e tardios para utilização na gestão clínica da CCE e em inquéritos epidemiológicos e concluíram que os estádios precoces da lesão de cárie são clinicamente detectáveis e devem ser registados no início da vida das crianças e presos.

F. Meyer et al. (2018)5 fizeram uma revisão da literatura sobre Cáries na Primeira Infância: Epidemiologia, etiologia e prevenção e concluíram que, para além de uma dieta pobre em açúcares, as crianças devem escovar os dentes duas vezes por dia sob a supervisão dos pais e ser apoiadas na escovagem e as pastas dentífricas devem incluir principalmente agentes remineralizantes promissores para os cuidados orais das crianças, tais como fosfatos de cálcio como CPP-ACP ou HAP.

Akila Ganesh et al. (2018)[25] analisaram a literatura sobre a prevalência de cáries na primeira infância na Índia e concluíram que a prevalência média global de cáries na primeira infância na Índia é de 49,6%.

Divya Subramanyam et al. (2018)[26] realizaram um estudo para avaliar a associação entre a peroxidação lipídica e a cárie dentária em crianças com CEC, estimando os níveis de MDA na saliva das crianças e concluíram que os níveis de MDA eram relativamente maiores em crianças com CEC, indicando assim a associação da peroxidação lipídica com o processo de cárie dentária.

Norman Tinanoff et al. (2019)[3] analisaram a literatura sobre a epidemiologia, etiologia, avaliação de risco, carga social, gestão, educação e política da cárie precoce da infância e concluíram que a perspetiva global sobre a epidemiologia, etiologia, avaliação de risco, impacto global e gestão da CEC visa promover uma melhor compreensão e gestão da CEC a nível mundial.

Eimear Hurley et al. (2019)[27] realizaram um estudo para descrever e comparar a microbiota de lesões dentárias profundas de dentes decíduos de crianças afectadas por cáries graves na primeira infância (S-ECC), a saliva não estimulada dessas crianças e a saliva não estimulada de crianças sem cáries, e para comparar as diferenças na composição do microbiota e a diversidade dos taxa nestes locais de amostragem e concluiu que foram identificadas diferenças distintas entre o microbiota da cárie e o microbiota da saliva, com separação de ambos os grupos salivares (activos e isentos de cárie), tendo sido destacados os taxa raros. Embora o microbiota da cárie fosse menos diversificado do que o microbiota salivar, a presença destes taxa raros poderia ser a diferença entre saúde e doença nestas crianças.

Tracy L. Finlayson et al. (2019)[28] realizaram um estudo qualitativo sobre as influências de vários níveis nas práticas de higiene oral de crianças pequenas num programa Early Head Start e concluíram que vários factores a nível da criança, da família e da comunidade influenciam a saúde oral das crianças pequenas e as suas práticas de higiene oral.

Jin Xiao et al. (2019)[29] realizaram o estudo sobre Cuidados de Saúde Oral Pré-Natal e Prevenção de Cáries na Primeira Infância e concluíram que a incidência reduzida de Ecc e S. mutans em crianças cujas mães receberam cuidados de saúde oral pré-natal.

Sarangapani Radha et al. (2020)[30] realizaram um estudo para avaliar a eficácia remineralizante do flúor e dos seus vernizes combinados na lesão de mancha branca (LMB) em crianças com cárie precoce da infância (CEC) e chegaram à conclusão de que o verniz de flúor com CPP-ACP foi considerado uma estratégia preventiva eficaz na reversão da LMB em crianças com CEC.

Patrícia Corrêa-Faria et al. (2020)[31] fizeram o estudo sobre Procedimentos recomendados para o manejo de lesões de cárie na primeira infância e concluíram que procedimentos não-operatórios, restauradores e extrações foram recomendados para o manejo do CEC, dependendo da extensão das lesões. Não existe diferença entre as diferentes diretrizes/orientações/políticas de gestão para lesões de CCE.

Meng Zhang et al. (2020)[32] realizaram um estudo sobre os factores de risco da cárie precoce da infância em diferentes idades em Shandong, China, e reflexões sobre a educação para a saúde oral e concluíram que diferentes factores de risco estão independentemente associados a um aumento do risco de CEC em diferentes idades. Os métodos de alimentação contribuem principalmente para o risco na fase inicial da dentição decídua, enquanto os hábitos de consumo de açúcar contribuem principalmente para o risco na fase tardia da dentição decídua, o que traz algumas ideias para a EOH.

Pinky Goswami et al. (2020)[33] analisaram a literatura sobre a Cárie Precoce da Infância - sua etiologia, classificação, consequências, prevenção e gestão e concluíram que a CCE é uma forma de cárie dentária galopante que afecta crianças em idade pré-escolar e bebés. Esta doença apresenta uma elevada taxa de prevalência, especialmente entre as crianças que vivem na população socialmente desfavorecida, e pode ser prevenida se for detectada precocemente. A prevenção deve começar no período pré e perinatal através da educação de futuros e novos pais sobre boas práticas de higiene oral e de dieta.

Priyanka Athavale et al. (2020)[34] realizaram um estudo sobre o consumo de junk food na primeira infância, cáries dentárias graves e subnutrição e concluíram que o estudo de métodos mistos com crianças dos 0 aos 6 anos e respectivas famílias em comunidades urbanas de baixos rendimentos em Mumbai, na Índia, encontrou um consumo diário de junk food, uma frequência e gravidade progressivas de CCE não tratadas desde a infância até aos seis anos de idade, dores frequentes na boca e uma associação entre CCE grave e subnutrição.

Balakrishnan Kalpana et al. (2020)[35] **realizaram** o estudo sobre a diversidade bacteriana e a análise funcional da cárie grave da primeira infância e da recorrência na Índia e concluíram que a cárie grave da primeira infância é uma doença crónica e prevalente que afecta o crescimento global das crianças, e a recorrência após o tratamento persiste também na idade adulta. Assim, relata a natureza e a heterogeneidade do microbioma no nicho microecológico da dentina entre as crianças saudáveis e afectadas por cáries em subpopulações indianas e ajudará a desenvolver algumas soluções simples e rentáveis para tratar esta doença.

Zsuzsa Bencze et al. (2021)[36] realizaram o estudo The Burden of Early Childhood Caries in Children under 5 Years Old in the European Union and Associated Risk Factors e concluíram que o peso da cárie dos dentes decíduos nas crianças com menos de 5 anos apresenta padrões e tendências desfavoráveis nos últimos 30 anos.

Christie L. Lumsden et al. (2021)[37] realizaram um RCT prospetivo, simples-cego, para avaliar a eficácia do Programa MSB - uma intervenção centrada na família, baseada na teoria e centrada no comportamento - para reduzir a incidência da progressão da CEC numa população de alto risco de crianças pequenas com cáries clinicamente evidentes e concluíram que o Programa MSB pode reduzir a progressão da CEC numa população de alto risco.

Baranya Shrikrishna Suprabha et al. (2021)[38] realizaram um estudo para explorar e compreender as percepções e os desafios enfrentados pelos pais das crianças com CEC na realização da higiene oral de rotina e concluíram que os pais das crianças com CEC enfrentam uma grave lacuna de conhecimentos, que está a interferir com a seleção de auxiliares de higiene oral adequados para os seus filhos. Também enfrentam barreiras na implementação de rotinas de higiene oral para os seus filhos, apesar de estarem conscientes de que a escovagem dos dentes é importante.

Faheema Kimmie Dhansay et al. (2021)[39] analisaram a literatura sobre Indicadores de Risco de Cárie Precoce da Infância na África do Sul e concluíram que os factores de risco maternos e infantis estão associados à incidência ou prevalência de CCE na África do Sul.

Michael Aladel et al. (2021)[40] realizaram o estudo com o objetivo de determinar a associação de factores psicossociais maternos (ansiedade geral, ansiedade dentária, sentido de coerência, stress parental, fatalismo, apoio social, sintomas depressivos e disfunção executiva), capacidades de tomada de decisão, educação, rendimento e estado de cárie com a prevalência e gravidade da CCE entre crianças residentes em Ile-Ife, Nigéria, e concluiu que a associação significativa entre a CCE e a prevalência de cárie materna sugere que os cuidados de saúde oral pré-natais para as mães podem reduzir o risco de CCE.

B.A. Garcia et al. (2021)[41] realizaram um estudo sobre a associação de Candida albicans e - Cbp+ Streptococcus mutans com a recorrência de cáries na primeira infância e concluíram que a análise do microbioma salivar revelou que Streptococcus parasanguinis estava sobrerrepresentado no grupo de recorrência de cáries e indica que Cbp+ S. mutans e C. albicans estão intimamente associados à recorrência de cáries, contribuindo para o estabelecimento de biofilme recalcitrante.

DISCUSSÃO

Definição:

A CCE em crianças em idade pré-escolar tem sido amplamente discutida na literatura científica nos últimos 50 anos. A cárie em bebés e crianças pequenas é há muito reconhecida como uma síndrome clínica, descrita por Belterami na década de 1930 como "Les dents noire de tout-petits", que significa "dentes pretos dos muito jovens". Posteriormente, outros termos como "cárie do biberão", "síndrome do biberão", "cárie da boca do biberão", "cárie de amamentação", "cárie galopante", "boca do biberão de amamentação", "síndrome do biberão de leite", "cárie dentária do leite materno" e "padrão facio-lingual de cárie" também foram utilizados para descrever esta condição.[1]
A CCE também é definida como "a presença de 1 ou mais superfícies dentárias cariadas (lesões não cavitadas ou cavitadas), ausentes (devido a cáries) ou preenchidas" em qualquer dente primário de uma criança com 71 meses de idade ou menos. [12]

CRITÉRIOS PARA O ECC:

• Qualquer sinal de cárie numa superfície lisa em crianças com menos de três anos.

• Qualquer superfície lisa de um dente decíduo antero-posterior que esteja cariado, ausente (devido a cárie) ou obturado, em crianças entre os três e os cinco anos de idade.
• Índice de dentes cariados, perdidos e obturados (dmft) igual ou superior a 4 aos 3 anos, 5 aos 4 anos e 6 aos 5 anos.[1]

Outros termos comummente utilizados para descrever a cárie precoce em crianças. (FIG 1)

• Cárie dentária do biberão

• Cáries do biberão

• Síndrome do biberão

• Cárie dentária na primeira infância

• Cáries de edredão

• Cáries anteriores do maxilar

• Cáries galopantes[12]

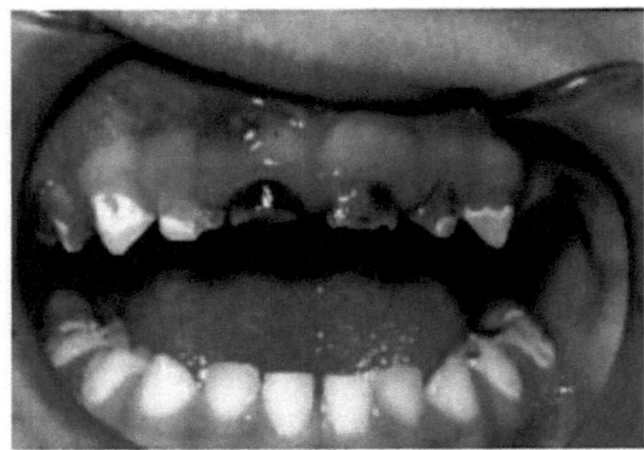

Figura 1 Coroa desfolhada representando a CEC

Os problemas associados à CCE incluem:

• Saúde oral deficiente com problemas subsequentes na saúde geral da criança.

• Visitas frequentes a clínicas dentárias e possível hospitalização.

• Custo elevado do tratamento e do tempo.

• Perda de dias de escola e aumento de dias com atividade limitada

• Diminuição da capacidade de aprendizagem devido a problemas psicossomáticos e comportamentais.

• As crianças com CCE normalmente pesam menos e são mais baixas do que a média.

• O crescimento é afetado pela dificuldade em dormir e comer devido à infeção e à dor.

O padrão de cárie depende de três factores:

• Sequência e momento da erupção dentária.

• Presença e duração dos hábitos orais nocivos.

• Padrão de sucção da criança.

Com base nestes factores, os dentes afectados são:

• Os incisivos primários superiores, seguidos dos primeiros molares primários, são os mais afectados.

• Os incisivos mandibulares são normalmente poupados, mas podem ser afectados em caso d e utilização inadequada de chupetas ou em casos de cáries graves na primeira infância.

• Os caninos primários e os segundos molares primários são os menos afectados no CCE.

• Evidentemente, o padrão de ataque do CEC muda a partir dos três anos de idade, quando começa a afetar os primeiros e segundos molares decíduos.[12]

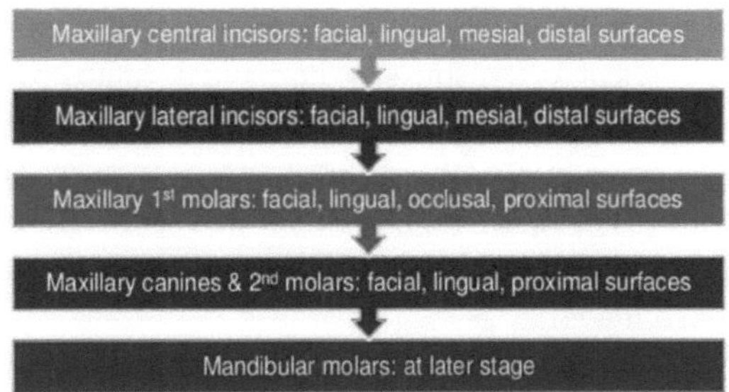

Factores de risco biológicos e sociais para o CEC:

Factores de risco biológicos:

Variáveis nutricionais Hábitos alimentares
Colonização precoce de microrganismos cariogénicos. Factores sociais de risco:
Baixa escolaridade dos pais Baixo estatuto socioeconómico
Falta de sensibilização para as doenças dentárias.[15]

ETIOLOGIA DO CCE (Quadro 1):

A cárie é considerada como uma doença infecciosa, contagiosa e multifatorial produzida por três factores individuais primários:

• Microrganismos cariogénicos

• Substrato cariogénico

• Hospedeiro (ou dente) suscetível.

Estes factores interagem num determinado período de tempo, provocando um desequilíbrio na desmineralização e remineralização entre a superfície do dente e a placa bacteriana adjacente (biofilme).

Microrganismos cariogénicos:

Os principais microrganismos cariogénicos são os chamados estreptococos mutans, especialmente o Streptococcus mutans e o Streptococcus sobrinus, que podem colonizar a superfície do dente e produzir ácidos a uma velocidade superior à capacidade de neutralização do biofilme num ambiente abaixo do valor crítico de pH (inferior a 5,5), o que resulta na destruição do esmalte dentário. O principal reservatório de estreptococos mutans é a cavidade oral, e a infeção do bebé depende do nível de infeção materna ou da pessoa em contacto mais próximo com ele. A transmissão horizontal também foi descrita em berçários de creches e no seio das famílias. A gravidade da CEC está diretamente relacionada com o estabelecimento precoce de estreptococos mutans no bebé. É certo que estas bactérias necessitam de superfícies não descamativas para colonizar, porque a sua positividade aumenta com o número de dentes erupcionados e com a idade.

No período conhecido como janela de infecciosidade, que corresponde à erupção dos incisivos inferiores (6 meses) e dos molares superiores (24 meses), a aquisição de estreptococos aumenta. Outros microrganismos incluem os lactobacilos, que foram associados à progressão de uma lesão estabelecida e não ao desenvolvimento da cárie propriamente dita.

Dieta cariogénica:

A sacarose é o alimento cariogénico mais importante e o mais utilizado pelas pessoas. Transforma alimentos não cariogénicos e anticariogénicos em cariogénicos. Outros açúcares envolvidos na cariogénese são a glicose e a frutose, presentes no mel e na fruta. A simples exposição a alimentos cariogénicos não seria um fator de risco para a cárie dentária, mas o contacto frequente e prolongado destas substâncias com os dentes sim.[6]

Em relação ao sexo, os homens consumiram significativamente mais alimentos ricos em amido e açúcar, tanto nas refeições principais como entre as refeições, enquanto as mulheres consumiram preferencialmente leite e derivados de açúcar entre as refeições.

A fruta foi consumida significativamente mais pelo sexo masculino nas refeições principais, apesar de a fruta não ser um alimento habitual na população infantil, uma vez que só foi consumida entre duas a três vezes por semana.[11]

Hospedeiro suscetível:

Os factores de risco do hospedeiro para o desenvolvimento de cáries são:

Esmalte pós-eruptivo imaturo; presença de defeitos no esmalte, caracterizados principalmente por hipoplasia, morfologia e caraterísticas genéticas do dente (tamanho, superfície, profundidade das fossas e fissuras) e dentes apinhados.

A saliva é o principal sistema de defesa do hospedeiro contra as cáries, removendo alimentos e bactérias e fornecendo um tampão contra os ácidos produzidos. Funciona como um reservatório mineral de cálcio e fosfato, necessário para a remineralização do esmalte, contendo substâncias antibacterianas.

A escovagem diária com pasta dentífrica fluoretada e a escovagem antes de deitar são medidas importantes para o controlo da cárie, uma vez que mantêm a concentração de flúor na saliva por um período mais longo. Assim, a cárie inicia-se com a infeção primária por estreptococos, seguida da acumulação de estreptococos no biofilme em concentrações patogénicas secundárias à exposição frequente e prolongada a uma dieta cariogénica. Finalmente, a fermentação de açúcares pelos estreptococos no interior da placa dentária provoca a desmineralização do esmalte, resultando na cavitação das estruturas dentárias. A cárie desenvolve-se a partir da descalcificação dos incisivos superiores decíduos imediatamente após a sua erupção, afectando os molares decíduos e os caninos, se não for controlada. Enquanto os quatro incisivos decíduos superiores são os mais severamente afectados pela CCE, os incisivos inferiores permanecem intactos porque estão protegidos pela língua e humedecidos pela saliva das glândulas submandibulares.

Factores de risco associados CCE: é mais frequente em crianças que vivem na pobreza ou em más condições económicas, que pertencem a minorias étnicas e raciais, nascidas de mães solteiras, de pais com baixo nível de escolaridade, especialmente de mães analfabetas. Nesta população, a desnutrição pré-natal e perinatal ou a subnutrição são a causa da hipoplasia do esmalte; a higiene oral é geralmente deficiente.

Várias doenças estão associadas ao CCE, entre elas: desnutrição, asma, infecções recorrentes, doenças crónicas, além do uso de medicamentos.

A malnutrição pode causar hipoplasia do esmalte e, tal como a anemia por deficiência de ferro, pode levar a uma redução da secreção salivar e a uma baixa capacidade de tamponamento.

A gravidade da CCE aumenta com a gravidade da asma brônquica, tendo como causa principal o uso de beta 2 agonistas, que reduzem a secreção salivar, além do fato de inaladores de pó e medicamentos orais conterem açúcar em sua formulação. Outras situações que reduzem o fluxo salivar e predispõem ao aparecimento de cáries são:

1. Diabetes mellitus
2. A utilização de medicamentos: como anti-histamínicos, benzodiazepinas, antieméticos, expectorantes e antiespasmódicos.

Tetinas, chupetas e biberões:

Os biberões predispõem à CCE porque a sua tetina bloqueia o acesso da saliva aos incisivos superiores, enquanto os incisivos inferiores estão próximos das glândulas salivares principais e são protegidos do conteúdo líquido pela tetina do biberão e pela língua. A utilização de biberões durante a noite está associada à redução do fluxo salivar e da capacidade de neutralização salivar, o que provocaria a estagnação dos alimentos nos dentes e a exposição prolongada a hidratos de carbono fermentáveis. Além disso, tem sido demonstrado que bebês com CEC dormem menos à noite, acordam com mais frequência e recebem mais mamadeiras como forma de controlar seus problemas de sono. Embora o hábito de mergulhar a chupeta em açúcar esteja associado à colonização precoce por Streptococcus mutans em bebés prematuros, o papel cariogénico do leite humano, do leite de vaca e das fórmulas à base de leite na alimentação infantil: Estudos em animais demonstraram que o leite de vaca não produz cáries e que, em vez disso, tem uma ação cariostática. No entanto, a sua utilização não é recomendada antes do primeiro ano de vida. No entanto, as fórmulas à base de leite para alimentação infantil, mesmo as que não contêm sacarose na sua formulação, provaram ser cariogénicas. O leite materno, comparado com o leite de vaca, tem um baixo teor de minerais, uma maior concentração de lactose (7 versus 3%) e um menor teor de proteínas (1,2 g/100 ml versus 3,3 g/100 ml), mas estas diferenças são provavelmente insignificantes em termos de cariogenicidade. Birkhed et al. demonstraram que o leite humano e o leite de vaca podem reduzir os valores de pH da placa dentária, mas em menor grau do que a sacarose, e que a fermentação da lactose e do leite de vaca é mais lenta. Além disso, os estreptococos só conseguem aumentar a fermentação da lactose após um contacto frequente com o leite. De acordo com estes autores, esta pode ser uma das razões para o desenvolvimento de cáries em dentes decíduos produzidas pela amamentação prolongada a pedido.

Aleitamento materno versus CEC: razões e contra-argumentos Gardner et al.58, Kotlow59 e Brams et al.60 foram os primeiros autores a associar a CEC ao aleitamento materno, num relato de nove casos, pré-estabelecendo a conduta da Odontologia em relação ao aleitamento materno, recomendando a interrupção da amamentação assim que o lactente fosse capaz de beber em um copo, por volta do décimo segundo mês de vida. A cárie está associada ao aleitamento materno quando o padrão de consumo apresenta certas caraterísticas como alimentação ad libitum, grande número de mamadas por dia, amamentação prolongada e, principalmente, amamentação freqüente durante a noite, resultando em acúmulo de leite nos dentes, o que, aliado à redução do fluxo salivar e à falta de higiene bucal, pode produzir cárie dentária (FIG. 2). [6]

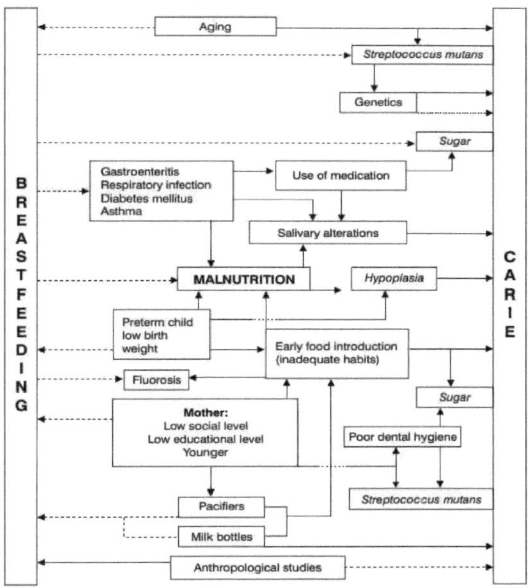

Figura 2

Factores inter-relacionados entre o aleitamento materno e o CEC

Idade e género: A maior prevalência de CCE no sexo feminino pode dever-se ao facto de as mulheres terem mais dentes a erupcionar mais cedo do que os homens do mesmo grupo etário. As mulheres também tendem a consumir mais hidratos de carbono refinados do que os homens. [19]

Estatuto socioeconómico: A cárie precoce na infância é um problema social, político, comportamental e médico que só pode ser controlado através da compreensão das mudanças dinâmicas que estão a ocorrer na sociedade, particularmente no que diz respeito a factores ambientais como a vizinhança, a estrutura familiar, a educação das crianças e o NSE. Neste estudo, a combinação da educação da mãe e da ocupação do pai foi utilizada para determinar o NSE das crianças estudadas. Verificou-se uma tendência para níveis de cárie mais elevados nas crianças dos grupos socioeconómicos alto e médio do que no grupo socioeconómico mais baixo. Isto pode ser o resultado do facto de as crianças com um NSE mais elevado poderem comprar e consumir uma maior quantidade de hidratos de carbono refinados do que as crianças com um NSE mais baixo.[19]

Práticas de higiene oral e cáries na primeira infância: Os comportamentos preventivos em matéria de saúde dentária, tais como o método de escovagem dos dentes, o início precoce da escovagem dos dentes, a supervisão parental da escovagem dos dentes e a utilização diária de dentífricos fluoretados demonstraram reduzir significativamente a prevalência de CCE nesta população estudada. A assistência e orientação dos pais é essencial para reduzir o risco de desenvolver CEC. A escovagem dos dentes pelos pais ou prestadores de cuidados tem o potencial de remover a placa dentária de forma mais eficaz, saturando de forma óptima o ambiente oral com flúor, diminuindo assim o risco de cáries entre as crianças.[19] **Estado médico e cárie na primeira infância:** The social and behavioural determinants of ECC os autores concluíram que uma história de prescrição de medicamentos (mais comummente terapia antibiótica) estava associada a uma prevalência significativamente menor de Cárie Dentária e o efeito protetor pode ser o resultado do uso frequente de antibióticos para gerir doenças infantis, reduzindo assim o nível de infeção oral ativa por estreptococos mutans e a predisposição para o desenvolvimento de cárie dentária. As crianças com doenças crónicas que tomam muitos medicamentos contendo açúcar têm um risco de ter cáries.[19]

Ambiente da comida de plástico: Um modelo ecológico pode ajudar a explicar os factores a vários níveis que afectam a saúde oral das crianças na nossa população. Factores a nível global e comunitário conduzem a comportamentos críticos ao nível da família e da criança: principalmente o consumo diário de comida de plástico. A globalização e a urbanização levaram a uma grande disponibilidade de "junk food" de baixo custo nas lojas, a uma distância de 5 minutos a pé da maioria das casas deste estudo (FIG. 3). A vida familiar atarefada e a atração pela comida de plástico criaram uma pressão social para que os pais dessem dinheiro aos filhos para comprarem lanches depois da escola. A maioria dos pais gastava pelo menos 5 rupias por dia por criança em comida de plástico, com o custo médio dos doces/doces a variar entre 1 e 10 rupias, sendo que mais de metade das crianças consumia diariamente doces, chocolate, bolachas e chá açucarado. Além disso, o consumo de junk food começou numa idade muito jovem, com mais de metade das crianças com menos de três anos a consumir batatas fritas e bolachas diariamente (FIG 4). A exposição precoce e frequente a doces pode desenvolver preferências de sabor, dependência de açúcar e hábitos ao longo da vida que contribuem para uma má saúde oral.[34]

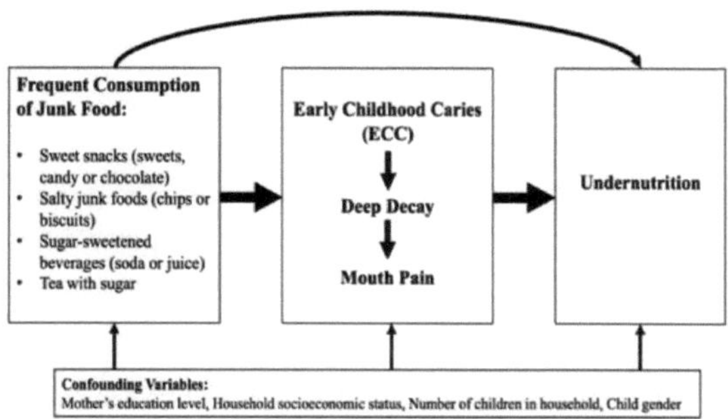

FIGURA 3

EFEITO DA JUNK FOOD NO ECC

Risk factors, social/behavioural
• Parent/caregiver has life-time of poverty, low health literacy
• Child has frequent exposure between meal sugar-containing snacks or beverages
• Bottle or non-spill cup containing natural or added sugar used frequently or at bedtime, breastfeeding beyond 12 months, especially if frequent/nocturnal
• Mother/primary caregiver has active dental caries
• Child has special healthcare needs
Risk factors, clinical
• Child has non-cavitated lesions or enamel defects
• Child has visible cavities or fillings or missing teeth due to caries
• Child has visible plaque on teeth
Protective factors
• Child receives fluoridated drinking water
• Child has teeth brushed twice daily with fluoridated toothpaste
• Child receives topical fluoride from health professional
• Child has dental home/regular dental care

QUADRO 1

AUMENTO DA ECC DEVIDO À PRESENÇA DE FACTORES PROMISSORES

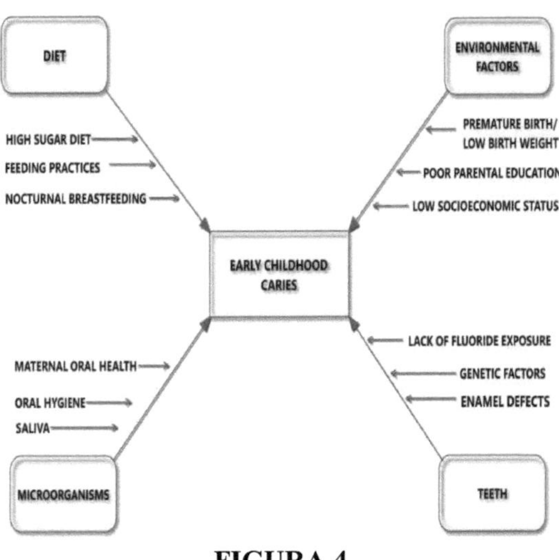

FIGURA 4

FACTORES QUE PREDISPÕEM A ECC

CLASSIFICAÇÃO DAS CARIAS DA PRIMEIRA INFÂNCIA (quadros 2,3 e 4)

As lesões iniciais aparecem como "manchas brancas" na superfície dentária facial dos incisivos superiores adjacentes à margem gengival, espalhando-se posteriormente para os molares superiores, molares inferiores e, em casos raros, para os incisivos inferiores (Tabela 5&6). As lesões desmineralizadas podem tornar-se lesões francas ou cáries dentro de 6-12 meses, causando cavidades descoloridas por manchas amarelas, castanhas e até pretas (FIG. 5). Os dentes são afectados na sua forma de erupção. A explicação para este padrão de distribuição de cáries baseia-se na acumulação de leite ou de líquido açucarado do biberão à volta dos incisivos superiores e de outros dentes, enquanto os incisivos inferiores estão fisicamente protegidos pela língua (FIG. 6). Clinicamente, a CEC apresenta-se como uma das seguintes formas:[1]

Category	Characteristics of Carious Lesion	Aetiology
Type I Mild to moderate	Isolated carious lesions involving incisors and/or molars.	The most common causes are usually a combination of semisolid/solid diet and lack of oral hygiene.
Type II Moderate to severe	The lesions are present on the labial or lingual surface of maxillary central incisors. Molar caries may or may not be present depending on the age of the child and stage of the disease. The mandibular incisors remain unaffected	The main cause is usually an improper use of a feeding bottle or at-will breast feeding. or a combination of both, with or without poor oral hygiene.
Type III Severe or extreme	In this type the carious lesions affect almost all teeth including the mandibular incisors.	The causative factors are a combination of cariogenic food substance and poor oral hygiene.

Quadro 2 Por Wyne

Type I	Lesions associated with developmental defects (pit and fissure defects and hypoplasia)
Type II	Smooth surface lesions (Labial- lingual lesions, approximal molar lesions);
Type III	Rampant caries - having caries in 14 out of 20 primary teeth, including at least one mandibular incisor.

Quadro 3

Por Johnston & Meissner

Código ECC e descrição	Dentes anteriores Dentes posteriores
IECC--0Som Não há, tttlngr toratlo1 1 oo.r sinal1 da fase inicial E[C sfoo.	
IECC-1Smôôthlésion de ponto branco ToaÙl SlllriiiŒ ha B ooth mancha branca ou -tezone le lon, especi:i:llv ootice e on bullil surlam. As lesões de manchas brancas que têm uma mancha branca devem ser limpas a cada minuto.	
ECC-2 Enarne ,lbreàkdown	
TooÙl Slllrfaœ a B wlfite.zonele on showlngS!lg s o en r.1\dbm down. Tills sl n wl b!!oo.itfürn whM the WHO CPl probe di!.do a, hened or b10&:e1 1 emi'l'iB! s1 1rface. lfowe r,IJ!i!!!'b.rise of the defect mu t behru-d,e1 1d lhe.refme. widiin en melro u lry for ECC-2. L.e 1,m ofihl tipo l'OO!tl ocorrer oo ucealal1d ooo1utslwrfem :md sometlnii!-s. 0.1 1lillBllilrurlaœs.wfol'ls oo oclusal rfil.ffl rn1 1y	

pment a dentl l le sli:idowi, wlt iM wlih(JllJt eiumel b1eaMowil., alMI deve ser scor ECC-l.		
ECC-3,Cavidade em dentina TooÙl Slllrfaœha a lslb c.al'ltv ernmdi . rnto dentll'le.'If "füii!)<, thls s.1.G,ï1 wll be coofümed Viti use 01 tif WHO ŒI pro dlsdo s.a soft lletlline base. U!-:sii)f6 deste tyiPf! mavom1r em qualquer superfície de terra a.Bd i'l\ii'f ocr:ur aloogs!' iin e ngrestoration, 01 sepa.reœ fr.om lt.		
Outras categorias de estado de superfície		
f - lii1led andsound (indwJe.scrown,s)_A. restorati[)n	!é p.œ.enviado e não há	Os sinais de ECCilesion estão por todo o lado nesta superfície.
m - Em falta. Um dente foi encolhido devido a CEC. Este código só deve ser utilizado se a criança se encontrar numa fase em que a esfoliação normal não seria uma explicação adequada para a situação.		
u - Não irrompido. Uma lacuna na dentição de um dente devido a um dente decíduo não irrompido		
x - E: "luded,[de1Jel opmenta'	Idefect, oHteropacitv, etc)	

Quadro 4

CÓDIGOS ECC E DESCRIÇÃO

High risk	A child under 6 y of age presenting with: • Plaque Index score of 3 • *or* Dentine cavities (ECC-3) • *or* Enamel breakdown (ECC-4) • *or* Missing teeth due to caries A child aged 2 years or younger presenting with: • White spot lesions (ECC-1) A child under 12 mo exposed to free sugars. A child bottle feeding with sugary drinks. A child under 6 y of age exposed to high-frequency intake of free sugars.
Medium risk	A child aged 3 y or older presenting with: • White spot lesions (ECC-1) A *high-risk* child who, during a period of 2 y, has zero new lesion incidence or no progression of existing lesions is reclassified as *medium risk*.
Low risk	A child under 6 y of age presenting with: • Zero ECC experience • Plaque Index score of less than 3 • Not exposed to high-frequency intake of free sugars A *medium risk* child who, during a period of 2 y has zero new lesion incidence or no progression of existing lesions is reclassified as *low risk*.

Quadro 5

FACTORES DE RISCO RELACIONADOS COM A IDADE PARA A CLASSIFICAÇÃO DE ECC

Age (Months)	Early Childhood Caries	Severe ECC
Less than 12 months	1 or more decayed, missing or filled surfaces	1 or more decayed, missing or filled tooth surface
12 - 23 months	1 or more decayed, missing or filled surfaces	1 or more decayed, missing or filled smooth surfaces
24 - 35 months	1 or more decayed, missing or filled surfaces	1 or more decayed, missing or filled tooth surfaces
36 - 47 months	1 or more decayed, missing or filled surfaces.	1 or more cavitated, filled or missing (due to caries) smooth surfaces in primary maxillary anterior teeth or DMFS score >4
48 - 59 months	1 or more decayed, missing or filled surfaces	1 or more cavitated, filled or missing (due to caries) smooth surfaces in primary maxillary anterior teeth or DMFS score >5
60 - 71 months	1 or more decayed, missing or filled surfaces	1 or more cavitated, filled or missing (due to caries) smooth surfaces in primary maxillary anterior teeth or DMFS score >6

Quadro 6

DIFERENÇA ENTRE CÁRIES GRAVES E CÁRIES PRECOCES NA INFÂNCIA

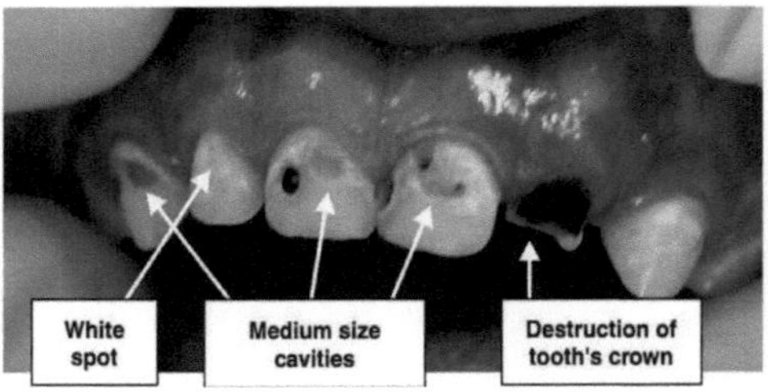

Figura 5 Fases da cárie

Diagnóstico da cárie precoce da infância (Quadro 7):

O CCE começa com uma lesão de mancha branca nos incisivos superiores primários ao longo do terço cervical da coroa (no bordo da gengiva). Em geral, a cárie é observada pela primeira vez nos incisivos superiores primários, e os quatro dentes anteriores superiores são frequentemente envolvidos em simultâneo. Se a lesão não for detida e a doença continuar, a cárie progredirá para formar uma cavitação. A lesão pode aparecer nas superfícies facial ou lingual, ou em ambas. As crianças pequenas que têm CEC são mais susceptíveis à infeção por cárie tanto na dentição decídua como na permanente. A CCE não se limita apenas à saúde oral, mas também está disseminada para causar vários problemas de saúde.

As crianças com CEC têm uma taxa de crescimento mais lenta quando comparadas com crianças sem cáries, podendo também a CEC ser afetada por deficiência de ferro. Além disso, a implementação da nova expressão de CEC está agora a ser utilizada em vez da terminologia anterior de cárie de mamadeira, quando pelo menos um dos seguintes critérios é acompanhado por:

- Cáries de superfície lisa em crianças ≤3 anos.
- Em crianças entre os 3 e os 5 anos de idade, qualquer superfície lisa de um dente anterior-posterior, ou seja, obturado, ausente (devido a cárie) ou cariado.
- O índice de dentes cariados, perdidos e obturados é igual a 4 ou mais para crianças de 3 anos de idade, 5 para crianças de 4 anos de idade e 6 para crianças de 5 anos de idade.[23]

O padrão da cárie depende de três factores que contribuem para o diagnóstico:

- Sequência e momento da erupção dentária.
- Presença e duração dos hábitos orais nocivos.

• Padrão de sucção da criança.[12]

STAGE	AGE	CLINICAL FINDINGS	SIGNS & SYMPTOMS
One	10-20 months or younger	Appearance of chalky, opaque demineralization lesions on the smooth surfaces of the maxillary primary incisors. A distinctive whitish line can be distinguished in the cervical region of the vestibular and palatal surfaces of the maxillary incisors	Non-symptomatic Usually not recognized by parents or in first clinical examination The lesions can be diagnosed only after the affected teeth have been thoroughly dried
Two	16-24 months	The dentin is affected when the white lesions on the incisors develop rapidly, causing the enamel to collapse. The dentin is exposed and appears soft and yellow. The maxillary primary molars present initial lesions in the cervical, proximal and occlusal regions	The child begins to complain of great sensitivity to cold. The parents sometimes notice the change of color on their own and become concerned.
Three	20–36 months	Large, deep lesions on the maxillary incisors, and pulpal irritation	The child complains of pain when chewing or getting his teeth brushed, and of spontaneous pain during the night. At this point, the maxillary primary molars are at stage 2, while stage 1 can be diagnosed on the mandibular primary molars and the maxillary canines.
Four	30 – 48 months	Characterized by coronal fractures of the anterior maxillaries as a result of amelodentinal destruction At this stage, the maxillary incisors are usually necrotized, and the maxillary primary molars are at stage 3. The secondary molars and maxillary canines and the first mandibular molars are at stage 2.	Some young children suffer but are unable to express their toothache complaints. They experience sleep deprivation and refuse to eat.

Quadro 7

Correlação da idade com sinais e sintomas

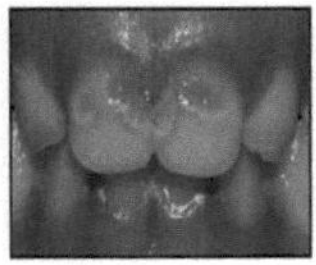

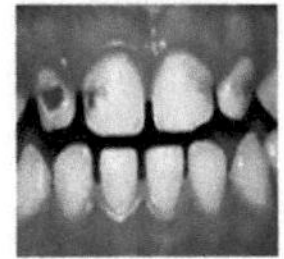

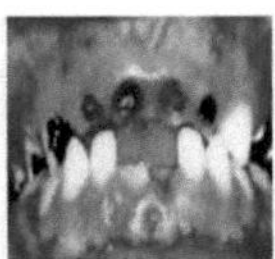

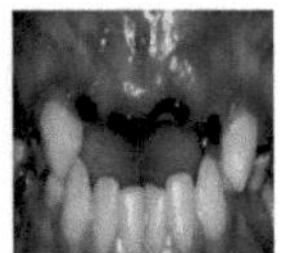

Early Childhood Caries Stage I to IV

Figura 6

Inspeção visual: É um dos métodos de diagnóstico mais comuns implementados pelos dentistas. Para efetuar uma avaliação precisa, os dentes devem estar limpos, secos e examinados sob uma fonte de luz. No exame visual, são avaliadas as alterações na estrutura do dente, tais como: dissolução do esmalte, lesões de manchas brancas, descoloração, rugosidade da superfície e presença de cavitação.

Quando iluminados, os tecidos cariados dispersam a luz e fazem com que o esmalte pareça mais branco e opaco. Isto deve-se ao aumento da porosidade causado pela desmineralização. Da mesma forma, quando a dentina sofre desmineralização, observa-se uma sombra sob o esmalte intacto. Quando a cárie progride, a superfície rompe-se e forma-se uma cavitação.

De acordo com estudos, o ICDAS fornece resultados fiáveis e precisos na identificação de lesões precoces de cárie e de alterações que ocorrem a longo prazo. Os códigos básicos são os seguintes

0. Superfície dentária sólida
1. Primeira alteração visual do esmalte
2. Alteração visual distinta no esmalte
3. Quebra localizada do esmalte devido a cáries sem dentina visível.
4. Sombra escura subjacente da dentina (com ou sem degradação do esmalte)
5. Cavidade distinta com dentina visível
6. Cavidade extensa e distinta com dentina visível.

Sensação tátil: O explorador e o fio dentário são utilizados para o exame tátil, mas a utilização de um explorador não é preferível porque

1. A ponta afiada do explorador pode produzir defeitos traumáticos na superfície do esmalte
2. As bactérias cariogénicas podem ser transferidas de uma superfície dentária para outra
3. A sondagem pode causar cavitação e fratura nas lesões incipientes
4. Os exploradores têm uma sensibilidade reduzida, o que resulta em lesões não detectadas. Se o explorador ficar preso ou resistir à remoção quando é aplicada uma pressão moderada, e se esta for acompanhada por uma das seguintes situações

- Suavidade na base da lesão
- Opacidade adjacente à fossa ou fissura

• O esmalte é amolecido adjacente à fossa e à fissura.

A utilização do fio dentário para a deteção de CCE: Quando há acondicionamento de alimentos entre os dentes e o fio dentário está desgastado ao passar pela área de contacto, isto pode ser uma indicação de cárie.

Exame radiográfico: tem grande valor na deteção de lesões de cárie, especialmente quando estas não são clinicamente visíveis.

Na população com baixo índice de cáries, como resultado da utilização de flúor, a superfície do esmalte não se decompõe, tornando mais difícil a deteção de cáries.

As radiografias podem dar resultados falsos positivos devido a um fenómeno denominado **"efeito de banda de Mach".** Neste fenómeno percetual, o contraste entre as áreas escuras e claras aumenta, resultando numa banda de demarcação escura. Este efeito provoca a formação de uma área radiolúcida na junção dentina-esmalte.

A "queimadura cervical" é outro fenómeno ótico em que se observa uma área radiolúcida em forma de cunha entre o osso e a junção cemento-esmalte. Este efeito deve-se à densidade dos tecidos e à baixa penetração dos raios X na região cervical.

Apesar das desvantagens, as radiografias são o instrumento de diagnóstico mais utilizado e, com o desenvolvimento de novas técnicas, muitos dos problemas foram resolvidos.

Corantes para deteção de cáries: Existem duas camadas de descalcificação na dentina cariada.

• A primeira é a camada mole e infetada que não tem a capacidade de remineralização.

• O segundo é duro, descalcificado de forma intermédia e tem a capacidade de remineralização.

Assim, os corantes coram as bactérias e tornam as cáries visíveis.[42]

Diagnóstico diferencial para CEC:

• Anomalias dentárias congénitas como a melanodontia infantil que afecta principalmente os incisivos superiores.

• A amelogénese imperfeita, que afecta o esmalte de todos os dentes, é uma doença hereditária da dentina, caracterizada por uma cor opalescente e acastanhada do dente e pelas típicas raízes curtas.

• Hipoplasia do esmalte causada por desnutrição durante o período perinatal

• Deficiência de vitamina A, que promove uma elevada suscetibilidade à cárie.[12]

EPIDEMIOLOGIA:

A cárie precoce da infância (CEC) na população indiana foi investigada através de um índice de experiência de cárie (FIG. 7).[25]

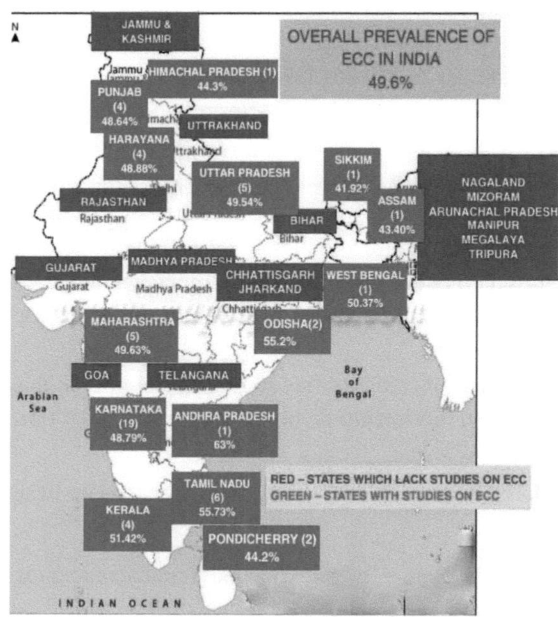

FIGURA 7

Prevalência do CEC na Índia em função dos Estados

De acordo com os dados analisados, a prevalência global de CCE em 2021:

Dos 472 relatórios, 214 utilizaram os critérios da OMS e 125 cumpriram os critérios de inclusão. Sessenta e quatro relatórios de 67 países tinham dados adequados para serem resumidos. Abrangeram 29 países/59018 crianças. A prevalência global agrupada com efeitos aleatórios foi de 95% (FIG. 8).

A prevalência por continente foi África: 30; Américas: 48; Ásia: 52; Europa: 43; e Oceânia: 82.

As diferenças entre países explicam 21,2% da variação observada.[43]

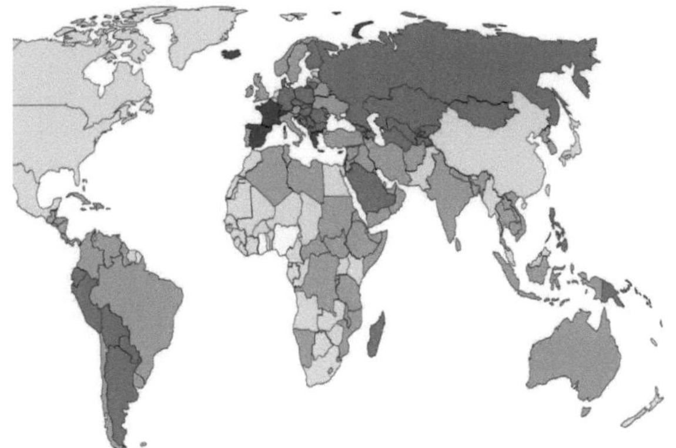

Figura 8 PREVISÃO MUNDIAL

GESTÃO:

A cárie precoce da infância (CEC) tem impactos deletérios na criança e na família, além de elevar o risco de futuras experiências de cárie tanto na dentição decídua quanto na permanente. Os regimes de tratamento actuais centram-se na reparação cirúrgica e na supressão farmacológica, ao mesmo tempo que reconhecem a necessidade de orientação preventiva para mitigar a atividade da cárie (Tabela 8).

Uma dessas abordagens terapêuticas comportamentais de aconselhamento sobre cáries para a prevenção e supressão da CEC é o Programa My Smile Buddy (MSB), baseado na teoria, desenvolvido por uma equipa multidisciplinar da Universidade de Columbia. É apresentada uma visão geral do modelo teórico subjacente ao Programa MSB.[37]

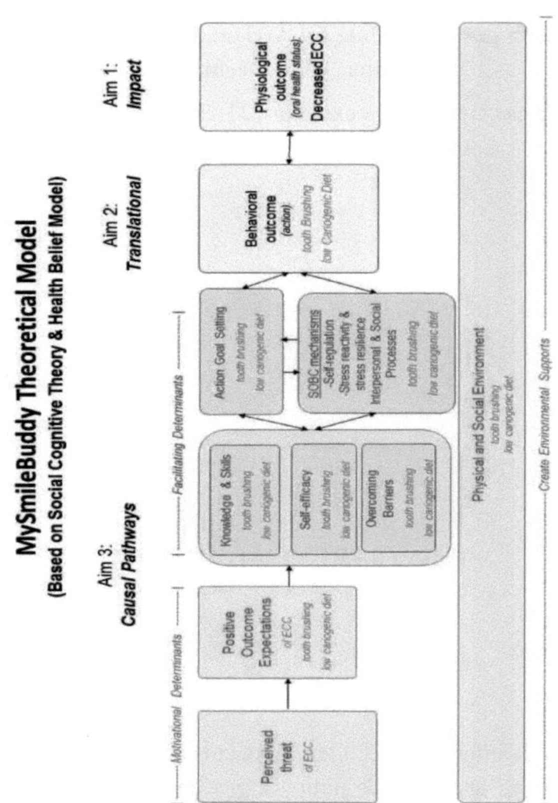

Quadro 8

MODELO DE GESTÃO BASEADO NA TEORIA SOCIAL COGNITIVA E NO MODELO DE CRENÇAS DE SAÚDE

Foram realizadas várias actividades e o respetivo calendário foi seguido (quadro 9):[37]

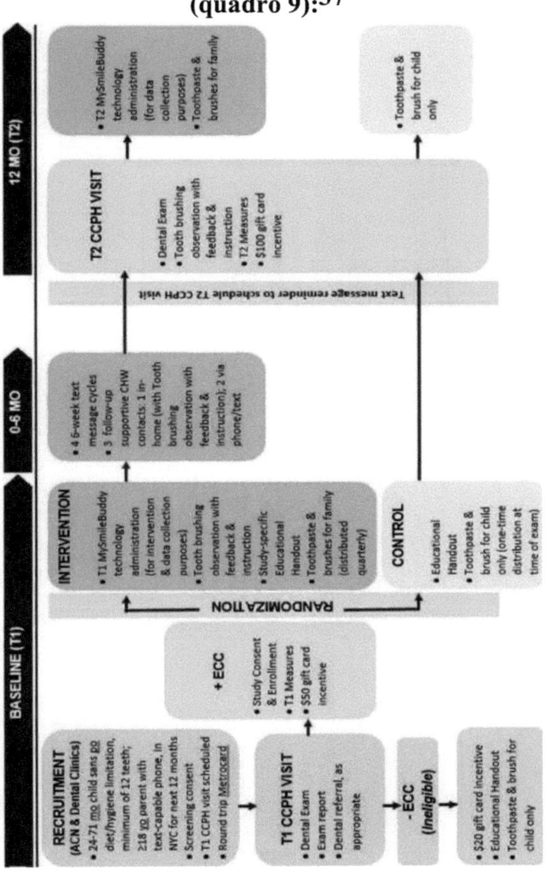

Quadro 9

ACTIVIDADES REALIZADAS E RESPECTIVO CALENDÁRIO PARA PREVENIR CCE

Modelo explicativo dos factores que influenciam as estratégias de gestão das doenças crónicas do CEC pelos pais (FIG. 9):[44]

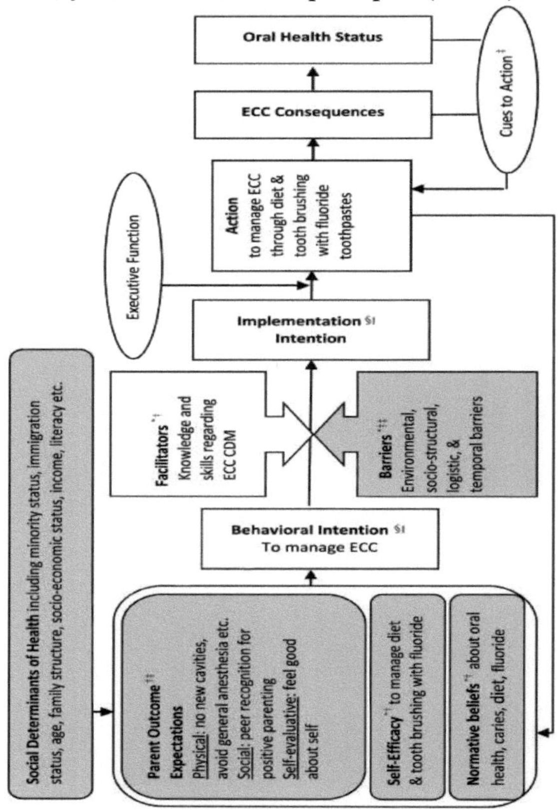

Figura 9

GESTÃO DO ECC E PAPEL DOS PAIS

Prevenção da cárie precoce na infância (FIG. 10):

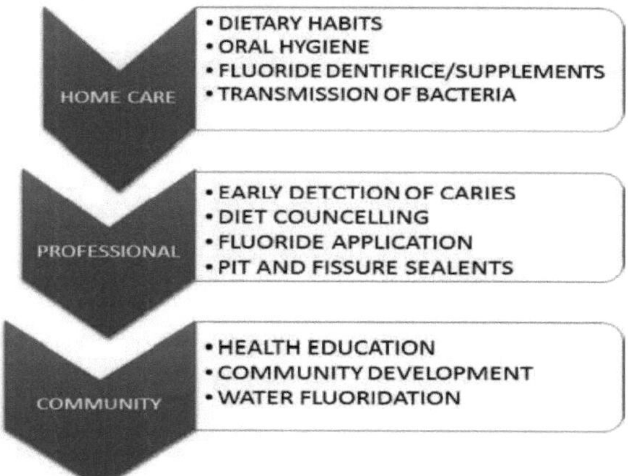

Figura 10 PREVENÇÃO DE CCE

Papel do dentista:

• Trabalhar em conjunto com os indivíduos e a comunidade para adquirir competências e ferramentas que ajudem na prevenção do CCE.
• Organizar programas de promoção da saúde dentária entre futuros pais, pais de crianças muito pequenas e outras comunidades de alto risco para aumentar a sensibilização para a CCE.
• Abordagem multidisciplinar em coordenação com pediatras e profissionais de saúde pública para a deteção precoce do CEC.
• Fornecer tratamento à criança consoante a fase da cárie precoce da infância.

Estratégia de prevenção durante a gravidez:

A futura mãe deve ser vigiada para detetar problemas dentários durante a gravidez e receber as recomendações de prevenção adequadas antes do nascimento do seu bebé. Isto é necessário para controlar as bactérias e eliminar as fontes de infeção, tendo em conta o risco de transmissão bacteriana à criança.

• Estado de higiene oral da futura mãe

• A presença de lesões cariosas activas e o grau de atividade da cárie.

• Deteção e avaliação da placa bacteriana e do cálculo dentário.

• Avaliação da consistência e do fluxo salivar da mãe.

• Análise da dieta diária da mãe com ênfase na ingestão de alimentos cariogénicos.

• Exame oral da estrutura morfológica dos dentes, da presença de lesões cariosas iniciais e da utilização anterior de flúor para avaliar a resistência individual à cárie.

Procedimentos preventivos a utilizar antes do nascimento:

• Em caso de elevado teor de placa bacteriana, aplicação tópica de fluoretos e utilização de colutórios de clorexidina.
• Escavação de lesões cariosas activas e colocação de obturações provisórias ou pela técnica ART.
• Em caso de risco elevado, a futura mãe e outros membros da família são aconselhados a utilizar substitutos como as pastilhas elásticas com xilitol durante e após a gravidez. Este conselho deve ser acompanhado por programas de manutenção e reforço de rotina.
• Dadas as alterações hormonais que ocorrem durante a gravidez e independentemente do nível de risco de cárie, é importante monitorizar periodicamente a saúde dentária das futuras mães. No entanto, os suplementos de flúor não são recomendados antes do nascimento do bebé.
Estratégia preventiva após o nascimento:

Assim que o primeiro dente do bebé erupciona, a boca da criança deve ser limpa com um pano molhado ou com uma escova de dentes para crianças e uma pequena quantidade de pasta de dentes com flúor (aproximadamente do tamanho de um grão de arroz).
• Os pais devem ser ensinados a escovar os dentes do seu bebé, quer descansando o bebé

ou deitando o bebé ao colo com a cabeça entre as pernas.

• Quando o bebé atinge um ano de idade, os seus dentes devem ser escovados duas vezes por dia com uma escova de dentes pequena, água e pasta de dentes com flúor (do tamanho de uma ervilha)
• Entre os 18 e os 24 meses de idade, a criança pode aprender a escovar os dentes sob a supervisão de um adulto.
• Além disso, os pais não devem tentar acalmar um bebé chorão ou agitado com doces, uma chupeta mergulhada em açúcar ou um biberão com uma bebida doce.

• É importante falar com os futuros pais sobre a importância da primeira visita ao dentista. Primeira visita ao dentista A AAPD recomenda que a primeira visita ao dentista do bebé seja feita durante o primeiro ano de vida, de preferência durante os primeiros seis meses após a erupção dos primeiros dentes, mas o mais tardar no seu primeiro aniversário. Durante a primeira consulta, o dentista examinará a boca do bebé e dará conselhos específicos sobre cuidados orais para prevenir a CCE.

É importante falar com os pais sobre os seguintes pontos:

• Verificar e reforçar as informações e os conselhos dados durante a gravidez.

• Reforçar que a criança não deve receber substâncias cariogénicas no biberão à hora de dormir.
• Incentivar uma alimentação saudável e limitar os alimentos açucarados, sugerindo outros tipos de edulcorantes.
• Limpar os dentes da criança logo que começam a nascer.

• Encorajar a criança a beber num copo por volta do seu primeiro aniversário, e depois limitar progressivamente o uso do biberão entre os 12 e os 16 meses de idade.
• Observar os primeiros hábitos do bebé, como a sucção do polegar, para que o prestador de cuidados possa receber instruções atempadas para os corrigir, mesmo que isso implique dar uma chupeta à criança. Não foi observada qualquer relação entre o uso de chupeta (desde que não tenha sido mergulhada num adoçante) e a CCE. Se o profissional notar a CEC depois que os dentes decíduos tiverem irrompido, ele deve avaliar o risco de cárie da criança, assim como fez com a futura mãe. Ele também deve preparar um programa de prevenção personalizado.
Terapia com flúor (sistémica e tópica):

• Avaliar o risco de cáries.

• Certificar-se de que a criança não está a beber água fluoretada ou a tomar suplementos de flúor.

• Consultar o pediatra responsável.

• A terapia com flúor deve ser aconselhada de acordo com o risco de cárie e a idade do paciente

• Os suplementos de flúor (0,25 mg) não são recomendados para crianças de baixo risco com menos de três anos de idade. Para crianças de alto risco, são recomendados comprimidos de flúor (0,25 mg) a partir dos 6 meses de idade, ou seja, quando a criança visita o dentista pela primeira vez.
• Avaliar as fontes de ingestão sistémica (a ingestão diária total não deve exceder

0,05-0,07 mg F-/ kg)
• A escovagem dos dentes com pasta dentífrica fluoretada ou não fluoretada (conforme necessário) deve ser imediatamente adicionada ao regime diário de saúde oral da criança, assim que o seu primeiro dente primário erupcione.
• A utilização de flúor tópico sob a forma de verniz ou gel é benéfica, mas não é recomendada antes de a criança completar um ano de idade. Outras medidas preventivas.
• O verniz de clorexidina pode ser utilizado topicamente em crianças entre os 3 e os 4 anos de idade com elevado risco de cárie, a fim de reduzir a quantidade de estreptococos na placa dentária e como ferramenta para a fase de controlo bacteriano.

• Os selantes de fossas e fissuras estão fortemente indicados para prevenir a cárie oclusal dos molares primários e devem ser utilizados a partir dos 3 anos de idade, após consideração do risco de cárie e das recomendações clínicas.
• Substituir o açúcar por xilitol ou outros edulcorantes artificiais pode ajudar a prevenir a EEC no futuro.
• Seria importante agendar as crianças em risco para exames regulares de três meses e manter-se em contacto com os pais, a fim de proporcionar um acompanhamento adequado.
Recomendações dietéticas aos pais para evitar cáries precoces na infância:

• Amamentar a criança, mesmo a pedido, durante os primeiros seis meses de vida.

• Se a criança for alimentada a biberão, deve ser colocada nos braços da pessoa que cuida dela para a alimentar,

e depois deitá-lo na cama assim que adormecer, sem biberão nem chupeta açucarada.

• Os bebés não devem ser postos a dormir com um biberão. A amamentação nocturna a pedido deve ser evitada após o início da erupção do primeiro dente primário
• Fora do período de amamentação ou de aleitamento a biberão, dê à criança água para beber sem adição de açúcar.
• Os pais devem ser encorajados a fazer com que os bebés bebam de um copo à medida que se aproximam do seu primeiro aniversário. Os bebés devem ser desmamados do biberão entre os 12 e os 14 meses de idade.
• Limitar a utilização de sumos de fruta à quantidade necessária para equilibrar a dieta da criança. Algumas onças por dia são suficientes para uma criança pequena. As quantidades adicionais devem ser sob a forma de fruta fresca. Não

dê biscoitos de dentição ou outros mordedores revestidos de açúcar. Não trazem qualquer benefício real e são um alimento de eleição para as bactérias.

• Quando a criança começa a ter uma alimentação variada, não lhe dê bolachas, doces, pastelaria, sumos de fruta ou bebidas doces durante o dia. Pedaços de fruta, queijo, alguns legumes e pequenas sandes são melhores para a sua saúde.

• Recomenda-se uma consulta de saúde oral no prazo de 6 meses após a erupção do primeiro dente e, o mais tardar, aos 12 meses de idade, para educar os pais e fornecer orientações antecipadas para a prevenção de doenças dentárias.

• Deve tentar-se avaliar e diminuir os níveis de estreptococos mutans da mãe/cuidador principal para reduzir a transmissão de bactérias cariogénicas e diminuir o risco de o bebé ou a criança desenvolver CEC.

Gestão clínica da cárie precoce na infância:

A. Tratamento das fases I e II da cárie precoce da infância:

Fase conservadora:

No estádio I da CEC, a criança pode não apresentar sintomas e a cárie é reversível. Nestes casos, não é necessário qualquer tratamento curativo. No entanto, são utilizadas medidas preventivas de rotina, como aconselhamento dietético, aplicação tópica de flúor, aplicação profissional de vernizes fluoretados, pastilhas elásticas sem açúcar e educação para a saúde oral. A cárie deve ser monitorizada para garantir que se mantém na fase não progressiva até à esfoliação.

Fase de restauração:

Na fase II do CCE, o principal papel do tratamento restaurador é eliminar as lesões de cárie activas para inibir a extensão da cárie. O tratamento restaurador deve ser sempre utilizado em conjunto com a terapia preventiva, com base nos factores de risco e na idade da criança.
A escolha dos materiais de restauração depende de:

• Local e extensão da cárie

• Nível de cooperação da criança

• Se se trata de uma restauração definitiva ou temporária. Tipo de anestesia a utilizar

Estabilização:

Materiais de eleição para restauro e estabilização:

• Cimentos de óxido de zinco Eugenol como preenchimento temporário.

• Cimento de glassionómero no procedimento ART

Tratamento final:

• Restauração de dentes com cimento de Glassionomer ou resinas compostas

• Terapia pulpar, se indicado.

• Coroas de aço inoxidável para dentes extensamente danificados. Em crianças pequenas com elevado risco de cárie, as coroas de aço inoxidável demonstraram funcionar melhor do que as restaurações intra-orais multi-superfície.

• Estratégia preventiva de rotina.

Acompanhamento:

De 6 em 6 meses.

B. Tratamento das fases III e IV. CEC grave:

Tratamento imediato:

• As crianças com S-ECC aguda nos estádios III e IV apresentam frequentemente dor, desconforto e infeção e podem necessitar de medicação, incluindo a utilização de antibióticos e analgésicos.

• A infeção sistémica resultante de um foco local de infeção dentária deve ser tratada com antibióticos.

• Os casos muito graves podem exigir hospitalização antes do tratamento definitivo.

Fase de estabilização:

A cárie progride rapidamente através da dentina fina dos dentes decíduos e permanentes jovens e pode rapidamente pôr em perigo a polpa.

• Identificação e extração imediata dos dentes que não são indicados para restauração ou terapia pulpar.

• Tratamento paliativo de dentes que devem ser preservados por terapia endodôntica para evitar a progressão do processo carioso

Fase de tratamento:

A extração de dentes decíduos e/ou a pulpectomia completa/parcial e a restauração com uma coroa de aço inoxidável são as opções de tratamento no tratamento de crianças com CEC de estágio III e IV. Os procedimentos clínicos no caso de pacientes não cooperantes ou clinicamente comprometidos podem exigir a utilização de anestesia geral.
A decisão de extrair ou conservar só deve ser tomada depois de se ter em conta:

• Cooperação do doente

• Condição médica

• Extensão da infeção dentária

• Estado de imunodeficiência

• Perturbação hemorrágica

• Restauração

• Extensão da cárie que pode envolver a polpa e as raízes

• Potencial para má oclusão ou perturbações no desenvolvimento da dentição. (A utilização de mantenedores de espaço pode ser considerada mais tarde).
Acompanhamento:

• Estratégia preventiva de rotina.

• As crianças com S-ECC devem ser reavaliadas para detetar quaisquer alterações As crianças com sinais óbvios de doença oral ativa ou os seus factores predisponentes devem ser reavaliadas a intervalos de 4 meses até estarem bem controladas

• As crianças medicamente comprometidas e outras crianças de alto risco devem ser revistas em função da gravidade da sua condição médica e dos resultados orais.

• O reforço das estratégias preventivas adequadas para remineralização e paragem das lesões cariosas deve ser efectuado pelo mesmo clínico, sempre que possível.[12]

ORIENTAÇÃO ANTECIPADA PARA O ECC:

A Orientação Antecipatória (AG) é uma técnica de aconselhamento proactiva baseada no desenvolvimento que se centra nas necessidades de uma criança em cada fase da vida. A orientação antecipatória é definida como a preparação de um paciente para um desenvolvimento antecipado e/ou uma crise situacional. É o termo frequentemente utilizado para descrever a discussão e a implementação de tal plano com o paciente e/ou os pais. O objetivo da AG é lidar com os factores de proteção num esforço para travar os problemas de saúde oral. Basicamente, é um aconselhamento que informa os pais de que algumas situações que podem ocorrer podem ser evitadas seguindo estas instruções. É um aconselhamento proactivo dos pais e dos pacientes sobre as alterações de desenvolvimento que irão ocorrer no intervalo entre as consultas de supervisão de saúde, que inclui informações sobre os cuidados diários específicos para esse intervalo. A discussão e o aconselhamento individualizados são parte integrante de cada visita e os pais serão aconselhados sobre: Manutenção da higiene oral e sua importância, hábitos alimentares, desenvolvimento dos tecidos orais, necessidades de flúor, hábitos não nutritivos, utilização de antimicrobianos e medicamentos na saúde oral, desenvolvimento da fala e da linguagem, prevenção de lesões, abuso de tabaco, abuso de substâncias e piercing intra-oral e perioral. Estes factores afectam não só a saúde física, mas também a saúde emocional e o bem-estar psicológico do indivíduo. A Orientação Antecipada deve começar no próprio período pré-natal, uma vez que o estado de saúde da mãe afecta significativamente a criança. A Orientação Antecipada também pressupõe que a informação sobre o desenvolvimento deve abranger o período até à próxima consulta de supervisão de saúde. Uma lista de áreas temáticas para a orientação antecipada e a base de conhecimentos necessária para cada área; estas áreas devem ser consideradas quando se cobre a orientação antecipada para as crianças "pré-três", ou seja, as crianças nos seus primeiros 36 meses de vida. A doença na infância em que foram dadas as principais orientações antecipatórias é a Cárie Precoce da Infância, que consiste na presença de uma ou mais superfícies dentárias cariadas (não cavitadas ou cavitadas), ausentes (devido a cáries) ou preenchidas em qualquer dente primário de uma criança até aos 6 anos de idade.1-2 (Quadro 10). Assim, **a orientação antecipatória, tal como definida por Nowak e Casamassimo, é o "processo de fornecer informações sobre os jovens aos seus pais, alertando-os para mudanças iminentes, ensinando-lhes o seu papel na maximização do potencial de desenvolvimento dos seus filhos e identificando as suas necessidades especiais.**[45]

ASSESMENT DENTAL HEALTH DIET SCORE:		
SCORE	RESULT	INTERPRETATION
72-96	Excellent	Counseling not required
64-72	Adequate	Educate the patient
56-64	Barely adequate	Counseling required
56 OR less	Not adequate	Counseling with diet modification

QUADRO 10

AVALIAÇÃO DA SAÚDE DENTÁRIA PONTUAÇÃO E INTERPRETAÇÃO DA DIETA

CONCEITO DE CASA DO DENTAL (Tabela 11): Em 1999, Nowak13 descreveu o termo em relação à recorrência desejada de serviços preventivos de supervisão de saúde bucal, como propagado pela Academia Americana de Odontopediatria, ou AAPD. Uma prática baseada em cuidados de emergência periódicos contraria o conceito de uma casa dentária. Uma prática que abraça as crianças desde cedo e continua a acompanhá-las periodicamente ao longo da vida seria o ideal. O lar dentário pode começar no consultório de um dentista pediátrico e depois passar para o de um médico de família, quando a criança tiver amadurecido e se sentir mais confortável a ser tratada pelo dentista dos pais. Tal como na medicina, o lar dentário deve adotar a prevenção o mais cedo possível para evitar ou, pelo menos, reduzir os efeitos da doença oral. Também deve proporcionar um local para as crianças serem tratadas em caso de emergência, onde os pais se possam sentir confortáveis e não tenham de se preocupar com o facto de a gestão das emergências orais dos seus filhos ser mínima.

A VANTAGEM DA CASA DO DENTAL: A casa do dentista abraça a importância da intervenção precoce com estratégias preventivas óptimas escolhidas com base no risco do paciente e encorajaria a primeira visita ao dentista por volta de 1 ano de idade. Os pais podem acolher com agrado o apoio profissional e a orientação antecipada para garantir que os seus filhos tenham bocas saudáveis nesta idade. Os profissionais podem fornecer abordagens preventivas personalizadas para as crianças com base nas histórias das suas famílias, no exame oral e nos factores de risco identificados.

Estes factores de risco incluem a história clínica, os hábitos alimentares, a medicação, a disponibilidade de flúor e as atitudes dos pais. A literatura abundante apoia o papel dos factores de risco no início da vida26-30 como preditores da cárie dentária. As Recomendações da AAPD para Cuidados Preventivos Periódicos31 fornecem uma estrutura para o profissional considerar ao desenvolver políticas e recomendações para o consultório. Uma caraterística importante de uma casa dentária é fornecer orientação antecipada aos pais, para que estejam cientes do crescimento e desenvolvimento dos seus filhos, bem como de possíveis factores de risco que ocorrem à medida que as crianças envelhecem (Tabela 12). A orientação antecipada fornece uma estrutura para os profissionais e os membros da sua equipa envolverem periodicamente os pais em conversas sobre as necessidades previstas das crianças.

Outra vantagem do domicílio dentário é o facto de a intervenção preventiva poder ser personalizada de acordo com as necessidades da criança. Pode ser recomendado um programa preventivo individualizado para uma proteção óptima das crianças em diferentes categorias de risco dentro de uma boa relação custo-benefício.

IDEAL CHARACTERISTICS AND PRACTICAL ADVANTAGES OF A DENTAL HOME.		
CHARACTERISTIC	**DESCRIPTION**	**PRACTICAL ADVANTAGES**
Accessible	▬ Care provided in the child's community ▬ All insurance accepted and changes in coverage accommodated	▬ Source of care is close to home and accessible to family ▬ Minimal hassle encountered with payment ▬ Office ready for treatment in emergency situations ▬ Office is nonbiased in dealing with children with special health care needs, or CSHCN ▬ Dentist knows community needs and resources (fluoride in water)
Family-Centered	▬ Recognition of the centeredness of the family ▬ Unbiased complete information is shared on an ongoing basis	▬ Low parent/child anxiety improves care ▬ Care protocols are comfortable to family (behavior management) ▬ Appropriate role of parents in home care is established
Continuous	▬ Same primary care providers from infancy through adolescence ▬ Assistance provided with transitions (for example, to school)	▬ Appropriate recall intervals are based on child's needs ▬ Continuity of care is better owing to recall system vs. episodic care ▬ Coordination of complex dental treatment is possible (traumatic injury) ▬ Liaison with medical providers for CSHCN is improved (congenital heart disease)
Comprehensive	▬ Health care available 24 hours per day, seven days per week ▬ Preventive, primary, tertiary care provided	▬ Emergency access is ensured ▬ Care manager and primary care dentist are in same place
Coordinated	▬ Families linked to support, education and community services ▬ Information centralized	▬ Records centralized ▬ School, workshop, therapy linkages established and known (cleft palate care)
Compassionate	▬ Expressed and demonstrated concern for child and family	▬ Dentist-child relationship is established ▬ Family relationship is established ▬ Children less anxious owing to familiarity
Culturally Competent	▬ Cultural background recognized, valued, respected	▬ Mechanism is established for communication for ongoing care ▬ Specialized resources are known and proven if needed ▬ Staff may speak other languages and know dental terminology

Quadro 11

CARACTERÍSTICAS IDEAIS E VANTAGENS PRÁTICAS IMPLICADAS DE UM DOMICÍLIO DENTÁRIO

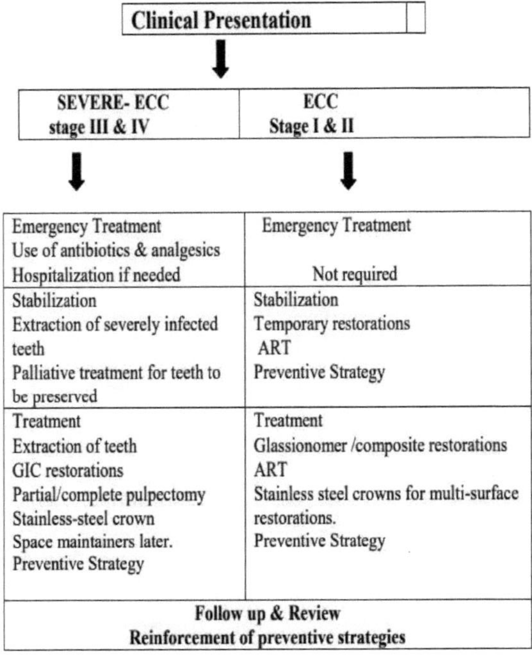

Quadro 12

FORMA TABELADA DE APRESENTAÇÃO CLÍNICA DE ECC E ECC GRAVE

CONCLUSÃO

Em resumo, a CCE é uma forma de cárie dentária galopante que afecta crianças em idade pré-escolar e bebés. Esta doença apresenta uma elevada taxa de prevalência, especialmente entre as crianças que vivem numa população socialmente desfavorecida. Práticas alimentares inadequadas, consumo frequente de hidratos de carbono fermentáveis e falta de hábito de escovagem dos dentes são alguns dos principais factores que contribuem para a CCE. Se não for tratada, a CCE pode ter um efeito prejudicial no crescimento e desenvolvimento global da criança. O tratamento da CCE requer frequentemente procedimentos dentários longos e dispendiosos e, por vezes, pode ser necessária a extração de dentes numa idade precoce. A CCE pode ser evitada se for detectada precocemente. A prevenção deve começar no período pré e perinatal através da educação de futuros e novos pais sobre boas práticas de higiene oral e de dieta.[33] Além disso, a cárie dentária em crianças pequenas continua a ser um problema de saúde pública, especialmente para as crianças cujas famílias são socioeconomicamente desfavorecidas. A primeira consulta dentária de uma criança deve ser aproximadamente aos 12 meses de idade, o que deve facilitar a prestação de orientação antecipada sobre a saúde oral e o desenvolvimento dentário aos pais/tutores da criança. O cumprimento dos conselhos dietéticos é de importância fundamental, e a entrevista motivacional mostra-se promissora em relação à adoção pelos pais de boas práticas de saúde oral para os seus filhos. A escovagem dos dentes duas vezes por dia, utilizando pasta dentífrica que contenha fluoreto entre 1000 e 1500 ppmF, é uma medida preventiva muito importante. É importante utilizar uma quantidade mínima de pasta dentífrica, garantir que não é engolida, ter a supervisão dos pais ou de um adulto durante a escovagem dos dentes e evitar enxaguar com água após a escovagem com pasta dentífrica. A aplicação profissional de verniz fluoretado tópico duas vezes por ano é uma medida comprovada de prevenção da cárie. Recomenda-se a aplicação de selantes de fossas e fissuras nos dentes com fossas e fissuras profundas. O ionómero de vidro pode ser utilizado como material de selagem transitório se o controlo da humidade não for viável numa criança pequena ou num dente parcialmente erupcionado. Um selante de resina pode ser aplicado numa consulta subsequente, quando o controlo da humidade for possível.[20] Assim, a CCE é uma doença crónica e infecciosa que afecta crianças pequenas e constitui um grave problema de saúde pública. É uma das doenças evitáveis mais comuns e está a aumentar em todo o mundo. A CCE é uma doença multifatorial resultante da interação de microrganismos cariogénicos, da exposição a hidratos de carbono, de práticas alimentares inadequadas e de um conjunto de variáveis sociais. Pode afetar o bem-estar, a capacidade de aprendizagem e a qualidade de vida da criança. Esta forma virulenta de cárie dentária começa logo após a erupção dentária, principalmente nas superfícies lisas dos dentes, que progridem rapidamente. Tem um impacto prejudicial duradouro na dentição. A dor associada à cárie dentária tem um impacto negativo no estado emocional das crianças, nos padrões de sono e na capacidade de aprender ou realizar as suas actividades habituais. Um vasto leque de factores de risco está associado à CCE em crianças desfavorecidas e de baixo estatuto socioeconómico. A saúde oral tem sido reconhecida como um componente essencial da saúde geral e da qualidade de vida. Por conseguinte, tanto a prevenção das doenças orais como a promoção da saúde oral devem ser incluídas como parte integrante dos programas de prevenção das doenças crónicas e de promoção da saúde em geral.[2]

REFERÊNCIAS

1. Zafar S, Harnekar SY, Siddiqi A. Cáries na primeira infância: etiologia, considerações clínicas, consequências e gestão. Int Dent SA. 2009;11(4):24-36.
2. Anil S, Anand PS. Early childhood caries: prevalence, risk factors, and prevention (Cáries na primeira infância: prevalência, factores de risco e prevenção). Fronteiras em pediatria. 2017;18;5: 1-7.
3. Vargas CM, Dye BA, Kolasny CR, Buckman DW, McNeel TS, Tinanoff N, Marshall TA, Levy SM. Cáries na primeira infância e ingestão de 100 por cento de sumo de fruta: Dados do NHANES, 1999-2004. O Jornal da Associação Dentária Americana. 2014 ;1;145(12):1254-61.
4. Nikhil marwah

5. Meyer F, Enax J. Early childhood caries: epidemiology, aetiology, and prevention. Revista internacional de odontologia. 2018; 2018:1-7
6. Ribeiro NM, Ribeiro MA. Aleitamento materno e cárie precoce da infância: uma revisão crítica. Jornal de pediatria. 2004;80: 199-210.
7. Ramos-Gomez F, Weintraub J, Gansky S, Hoover C, Featherstone J. Bacterial, behavioral and environmental factors associated with early childhood caries. Journal of clinical pediatric dentistry. 2003 ;1;26(2):165-73.
8. Marinho VC, Higgins JP, Sheiham A, Logan S. Um fluoreto tópico (pastas de dentes, ou bochechos, ou géis, ou vernizes) versus outro para prevenir cáries dentárias em crianças e adolescentes. Base de Dados Cochrane de Revisões Sistemáticas. 2004;1: 1-37
9. Li Y, Ge Y, Saxena D, Caufield PW. Genetic profiling of the oral microbiota associated with severe early-childhood caries. Jornal de microbiologia clínica. 2007 ;45(1):81-7.
10. Weintraub JA, Ramos-Gomez F, Jue B, Shain S, Hoover CI, Featherstone JD, Gansky SA. Fluoride varnish efficacy in preventing early childhood caries. Journal of dental research. 2006 ;85(2):172-6.
11. Puy CL, Forner L. Hábitos alimentares de uma população escolar e implicações para a saúde oral. Minerva stomatologica. 2010 ;59: 173-80.
12. Togoo RA. Cárie na Primeira Infância - Causa, Diagnóstico e Gestão. Revista Internacional de Ciências da Saúde e Investigação (IJHSR). 2012;1(2):148-60.
13. Munteanu A, Luca R, Farcasiu C, Stanciu I. Experiência de cárie em crianças com cárie severa na primeira infância. Rom J Oral Rehabil. 2011; 1;3(4):72-6.
14. Shaffer JR, Wang X, Desensi RS, Wendell S, Weyant RJ, Cuenco KT, Crout

R, McNeil DW, Marazita ML. Genetic susceptibility to dental caries on pit and fissure and smooth surfaces (Suscetibilidade genética à cárie dentária em fossas e fissuras e superfícies lisas). Caries research. 2012;46(1):38-46.
15. Hamila NA. Cárie precoce da infância e certos factores de risco numa amostra de crianças de 1-3,5 anos em Tanta. Dentistry. 2013;4(180):10-4172.
16. Correa-Faria P, Martins-Junior PA, Vieira-Andrade RG, Marques LS, Ramos-Jorge ML. Fatores associados ao desenvolvimento da cárie precoce da infância em pré-escolares brasileiros. Brazilian oral research. 2013; 14;27: 356-62.
17. Gomez GF. Cárie dentária na primeira infância: uma crise crescente de saúde pública dentária. Contemporary issues in early childhood. 2013 ;14(2):191-4.
18. Vargas CM, Dye BA, Kolasny CR, Buckman DW, McNeel TS, Tinanoff N, Marshall TA, Levy SM. Cáries na primeira infância e ingestão de 100 por cento de sumo de fruta: Dados do NHANES, 1999-2004. O Jornal da Associação Dentária Americana. 2014; 1;145(12):1254-61.
19. Olatosi OO, Inem V, Sofola OO, Prakash P, Sote EO. A prevalência de cáries na primeira infância e os seus factores de risco associados entre crianças em idade pré-escolar encaminhadas para uma instituição de cuidados terciários. Jornal nigeriano de prática clínica. 2015; 1;18(4):493- 501.
20. Fleming P. Calendário para a prevenção oral na infância - uma opinião atual. Progress in orthodontics. 2015 ;16(1):1-5.
21. Shah AF, Batra M, Aggarwal V, Dany SS, Rajput P, Bansal T. Prevalência de cáries na primeira infância entre crianças pré-escolares de baixo estatuto socioeconómico no distrito de Srinagar, Jammu e Caxemira.2020;7(2):6531-7.
22. Barnes GP, Parker WA, Lyon Jr TC, Drum MA, Coleman GC. Ethnicity, location, age, and fluoridation factors in baby bottle tooth cay and caries prevalence of Head Start children. Public Health Reports. 1992 ;107(2):167-73.
23. Alazmah A. Cáries na primeira infância: Uma revisão. J Contemp Dent Pract. 2017; 1;18(8):732-7
24. Evans RW, Feldens CA, Phantunvanit P. A protocol for early childhood caries diagnosis and risk assessment. Odontologia comunitária e epidemiologia oral. 2018
;46(5):518-25.

25. Ganesh A, Muthu MS, Mohan A, Kirubakaran R. Prevalência de cáries na primeira infância na Índia - uma revisão sistemática. O Jornal Indiano de Pediatria. 2019 ;86(3):276-86.

26. Subramanyam D, Gurunathan D, Gaayathri R, Priya VV. Avaliação

comparativa dos níveis salivares de malondialdeído como um marcador de peroxidação lipídica na cárie da primeira infância. Revista Europeia de Medicina Dentária. 2018 ;12(01):67-70.
27. Hurley E, Barrett MP, Kinirons M, Whelton H, Ryan CA, Stanton C, Harris HM, O'Toole PW. Comparação do microbioma salivar e dentário de crianças com cáries graves na primeira infância com o microbioma salivar de crianças sem cáries. BMC Oral Health. 2019 ;19(1):1-4.
28. Finlayson TL, Cabudol M, Liu JX, Garza JR, Gansky SA, Ramos-Gomez F. Um estudo qualitativo das influências a vários níveis nas práticas de higiene oral de crianças pequenas num programa Early Head Start. BMC oral health. 2019 ;19(1):1-4.
29. Xiao J, Alkhers N, Kopycka-Kedzierawski DT, Billings RJ, Wu TT, Castillo DA, Rasubala L, Malmstrom H, Ren Y, Eliav E. Prenatal oral health care and early childhood caries prevention: a systematic review and meta-analysis. Caries research. 2019;53(4):411-21.
30. Radha S, Kayalvizhi G, Adimoulame S, Prathima GS, Muthusamy K, Ezhumalai G, Jagadesaan N. Avaliação comparativa da eficácia remineralizante do verniz de flúor e dos seus vernizes combinados em lesões de manchas brancas em crianças com CEC: Um Ensaio Clínico Randomizado. Jornal Internacional de Odontopediatria Clínica. 2020 ;13(4):311-17
31. Corrêa-Faria P, Viana KA, Raggio DP, Hosey MT, Costa LR. Procedimentos recomendados para o tratamento de lesões de cárie na primeira infância - uma revisão de escopo da Children Experiencing Dental Anxiety: Collaboration on Research and Education (CEDACORE). BMC oral health. 2020 ;20(1):1-1.
32. Zhang M, Zhang X, Zhang Y, Li Y, Shao C, Xiong S, Lan J, Wang Z. Avaliação dos factores de risco de cáries na primeira infância em diferentes idades em Shandong, China, e reflexões sobre a educação para a saúde oral: um estudo transversal. BMC oral health. 2020; 20:1-1.
33. Goswami P. Early Childhood Caries-A Review of Its Aetiology, Classification, Consequences, Prevention and Management (Cáries na primeira infância - uma revisão da sua etiologia, classificação, consequências, prevenção e gestão). 2020;9(10):798-803.
34. Athavale P, Khadka N, Roy S, Mukherjee P, Chandra Mohan D, Turton BB, Sokal-Gutierrez K. Early Childhood Junk Food Consumption, Severe Dental Caries, and Undernutrition: A Mixed-Methods Study from Mumbai, India (Um estudo de métodos mistos em Mumbai, Índia). Revista internacional de investigação ambiental e saúde pública. 2020;17(22):2-17.
35. Kalpana B, Prabhu P, Bhat AH, Senthilkumar A, Arun RP, Asokan S,

Gunthe SS, Verma RS. Bacterial diversity and functional analysis of severe early childhood caries and recurrence in India (Diversidade bacteriana e análise funcional de cáries graves na primeira infância e recorrência na Índia). Relatórios científicos. 2020; 4;10(1):1-5.

36. Bencze Z, Mahrouseh N, Andrade CA, Kovács N, Varga O. The burden of early childhood caries in children under 5 years old in the European Union and associated risk factors: Um estudo ecológico. Nutrientes. 2021 ;13(2):455.

37. Lumsden CL, Edelstein BL, Basch CE, Wolf RL, Koch PA, McKeague I, Leu CS, Andrews H. Protocolo para uma intervenção comportamental centrada na família para reduzir as cáries na primeira infância: o ensaio de eficácia do programa MySmileBuddy. BMC Saúde Oral. 2021 ;21(1):1-2.

38. Suprabha BS, D'Souza V, Shenoy R, Karuna YM, Nayak AP, Rao A. Early childhood caries and parents' challenges in implementing oral hygiene practices: a qualitative study. Jornal Internacional de Odontologia Pediátrica. 2021 ;31(1):106-14.

39. Kimmie-Dhansay F, Barrie R, Roberts T, Naidoo S. Indicadores de Risco para Cáries Precoces na Infância na África do Sul: Protocolo para uma Revisão Sistemática. Protocolos de Investigação JMIR. 2021 ;25;10(6):26701.

40. Alade M, Folayan MO, El Tantawi M, Oginni AB, Adeniyi AA, Finlayson TL. Cáries na primeira infância: Os factores psicossociais maternos, a capacidade de tomada de decisão e o estado da cárie são indicadores de risco para crianças numa população suburbana nigeriana.BMC Oral Health. 2021 ;21(1):1-0.

41. Garcia BA, Acosta NC, Tomar SL, Roesch LF, Lemos JA, Mugayar LR, Abranches J. Associação de Candida albicans e Streptococcus mutans Cbp+ com a recorrência de cárie na primeira infância. Relatórios científicos. 2021; 24;11(1):1-1.

42. Yılmaz H, Keleş S. Métodos recentes para o diagnóstico de cárie dentária em odontologia.Meandros Medical and Dental Journal. 2018 ;1;19(1):1-8.

43. Uribe SE, Innes N, Maldupa I. A prevalência global de cáries na primeira infância: Uma revisão sistemática com meta-análise utilizando os critérios de diagnóstico da OMS. Jornal Internacional de Odontopediatria. 2021 ;18: **doi.org/10.1111/ipd.12783**

44. Edelstein BL, Ng MW. Estratégias de gestão da doença crónica da cárie da primeira infância: apoio da literatura médica e dentária. Pediatric dentistry. 2015 May 15;37(3):281-7.

45. Sathyaprasad S Aravind, A., Irfana Ilyas, Shainitha, C.M.et al. ORIENTAÇÃO ANTICIPATÓRIA EM DENTISTRIA PEDIÁTRICA - UMA

REVISÃO DA LITERATURA. Int.J.Curr.Res 2021;13(3):16549-16561.
46. Nowak AJ, Casamassimo PS. The dental home: a primary care oral health concept. The Journal of the American Dental Association. 2002; 1;133(1):93-8.
47. Priyadarshini P, Gurunathan D. Role of diet in ECC affected South Indian children assessed by the HEI-2005: Um estudo piloto. Jornal de medicina familiar e cuidados primários. 2020 ;9(2):985-991.
48. Dogra S, Rao RR, Singh GP, Mohan S, Patel A. Early childhood caries in preschool children of gram panchayat Anoo, Hamirpur, Himachal Pradesh. Jornal Indiano de Ciências Dentárias. 2018; 1;10(1):11-15.
49. Kaur KK. Obesity and Oral Health-Emphasis on Early Childhood Caries (ECC) and Trying to Implement Prevention Strategies Right from Neonatal Age Besides Updating on other Causes of the Same-A Mini Review. EC Dental Science. 2019;18: 51-60.
50. Astuti ES, Sukrama ID, Mahendra AN. Assinaturas da imunidade inata da cárie precoce da infância (Ecc) e da cárie precoce grave da infância (S-Ecc). Revista de Biomedicina e Farmacologia. 2019 ;25;12(3):1129-34.
51. Folayan MO, El Tantawi M, Oginni AB, Alade M, Adeniyi A, Finlayson TL. Malnutrition, enamel defects, and early childhood caries in preschool children in a sub-urban Nigeria population. Plos one. 2020; 1;15(7):1-14.
52. Maitra T, Giri D, Mohapatra RN. SAS-SIP: Um esquema de autenticação seguro baseado em ECC e um extrator difuso para o protocolo de iniciação de sessão. Cryptologia. 2019 ;4;43(3):212-32.

53. Kirthiga M, Murugan M, Saikia A, Kirubakaran R. Risk factors for early childhood caries: a systematic review and meta-analysis of case control and cohort studies. Odontopediatria. 2019; 15;41(2):95-112.
54. Hu S, Sim YF, Toh JY, Saw SM, Godfrey KM, Chong YS, Yap F, Lee YS, Shek LP, Tan KH, Chong MF. Padrões alimentares dos bebés e cáries na primeira infância numa coorte asiática multiétnica. Relatórios científicos. 2019 ;29;9(1):1-8.
55. Devenish G, Mukhtar A, Begley A, Spencer AJ, Thomson WM, Ha D, Do L, Scott JA. Early childhood feeding practices and dental caries among Australian preschoolers. O jornal americano de nutrição clínica. 2020; 1;111(4):821-8
56. Kakanur M, Nayak M, Patil SS, Thakur R, Paul ST, Tewathia N. Exploring the multitude of risk factors associated with early childhood caries. Jornal indiano de investigação dentária. 2017; 1;28(1):27-32.

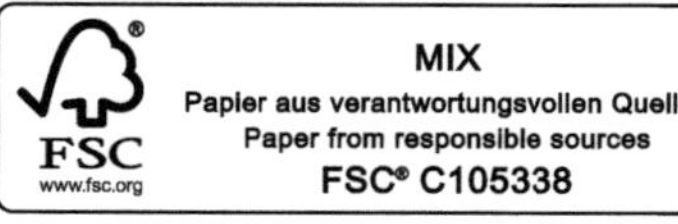

Printed by Books on Demand GmbH, Norderstedt / Germany